與狼共舞
紅斑狼瘡症的護理與治療

香港風濕病基金會
Hong Kong Arthritis &
Rheumatism Foundation Ltd. 編著

 協助機構

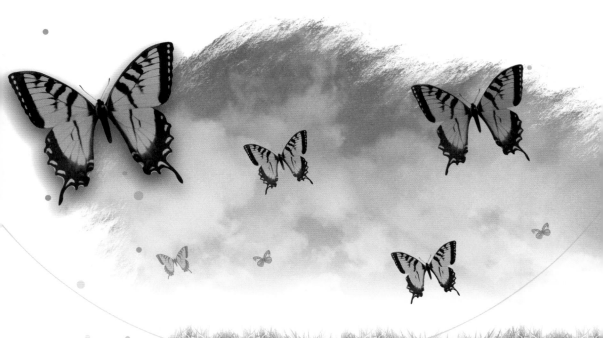

受訪專家

(排名按章節序)

劉澤星教授

香港大學李嘉誠醫學院副院長（教學）、瑪麗醫院風濕及臨床免疫科主任

莫志超醫生

香港風濕病學學會前會長、風濕科專科醫生

陳德茂教授

香港大學內科學系講座教授兼腎科主管

馮加信醫生

香港腎科學會前主席、腎科專科醫生

譚麗珊教授

香港中文大學內科及藥物治療學系教授兼風濕科主任、風濕科專科醫生

受訪嘉賓

（排名按章節序）

杜小喬

葉潔芯

莫美鳳

梁麗珍

黃雪穎

李燕嫻

黃小雲

黃基林醫生 樂晞會顧問醫生

黃煥星醫生 香港風濕病基金會名譽顧問、樂晞會顧問醫生

郭雪琪護士

陳啟盈

編輯委員會

委員：陳德顯醫生、李家榮醫生

秘書：羅美霞、許燚琪

執行編輯：PRPPL Consultancy Limited

撰稿：李家榮醫生、樂晞會、譚秀貞、羅美霞

序一

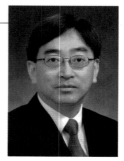

長期面對疾病煎熬，有人選擇放棄，有人堅持到底。如果這一刻，你正值壯年，努力地為自己的學業、工作或家庭打拼，但因確診患上紅斑狼瘡症而意志消沉，這本《與狼共舞》定必讓你重拾勇氣面對逆境。

紅斑狼瘡症大部份是系統性紅斑狼瘡症，是一種自體免疫疾病，免疫系統會攻擊自身細胞和身體各個器官，引發不同的併發症，患者大多為15 至 30 歲的年輕女性。過往不少年輕患者，受到這病的影響，導致日常工作及社交生活也大受影響，深受困擾，不過我同時亦認識不少患者，憑着個人意志，經悉心治療後，成功戰勝惡疾。

《與狼共舞》詳細講解紅斑狼瘡症的護理及治療，同時亦有多位專業的醫護人員及患者，分享對抗疾病的經歷和掙扎，雖然當中有些個案曾跌至人生低谷，但在困苦時仍不放棄，加上家人、朋友和醫護人員的幫助，終於成功走出谷底。

我想藉此書鼓勵各紅斑狼瘡症及其他長期病患者，面對疾病千萬不要輕言放棄，只要能活着就無懼逆境，咬緊牙關必能跨越任何嚴峻考驗。

高永文醫生, BBS, JP
食物及衛生局局長

序

高永文醫生

序二

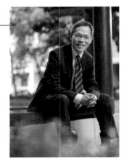

系統性紅斑狼瘡症在醫學界中有着很特別的位置，對所有風濕科專科醫生來說，紅斑狼瘡症處於一個非常引人入勝的「狀態」，因為至今仍不清楚其成因，所以很值得去研究和管理該病症。不幸的是，正正因為缺乏認識紅斑狼瘡症而產生不少迷思，其他臨床醫生和醫護人員亦感到憂慮，何況是直接受疾病困擾的患者及其家人和朋友！

教育便是糾正錯誤認知的最佳方法！在過去的日子，樂晞會、香港復康會社區復康網絡及香港風濕病基金會均不遺餘力地進行推廣工作，讓市民大眾提升對紅斑狼瘡症的關注，正確了解其可能成因及各種治療方法。隨着醫學，特別是免疫學的進步，現在我們明白紅斑狼瘡症並非如大部份人想像的致命。在對疾病有更全面的認知和更準確的研究，現在能更早作出診斷，減少使用副作用大的治療以控制病情，使患者可以維持日常生活，無礙他們在家庭、社交和工作的角色。

在此恭喜香港風濕病基金會展開出版的工作，《與狼共舞》詳述了所有重要和最新的病科資訊，使一般大眾均能掌握紅斑狼瘡症的基本知識。實際上，很多醫護人員和臨床學生都有機會接觸到紅斑狼瘡症患者，這

本書對他們來說也十分有用。我希望借這個機會特別感謝陳德顯醫生及李家榮醫生策動出版此書，以及一眾作者和受訪者的貢獻，他們的努力使出版工作得以成功。

我希望你也和我一樣非常享受閱讀《與狼共舞》！

劉澤星教授

香港風濕病基金會名譽會長暨創會主席

序三

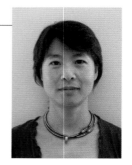

要說紅斑狼瘡症，應該從它對患者的影響說起。它，會影響患者的任何器官包括皮膚、關節、腎臟、心臟等；它，主要影響年輕育齡女性，對正值人生黃金期的她們來說，確診紅斑狼瘡症就如被「判」患上不治之症一樣，嚴重影響情緒。

不過，患者是否注定被紅斑狼瘡症打敗？答案是「不」。隨着醫學發展，此症絕對是有法可醫，患者的擔憂，很大部份是來自於對此症的誤解。作為醫生，我們最擔心的是，因為種種誤解，患者放棄正規治療，轉而尋求其他治療，例如中草藥、各類神醫及脊醫等；更甚者，有些患者可能自暴自棄，拒絕治療。

其實，醫學界近年致力研究紅斑狼瘡症，尤其針對遺傳與環境因素，同時亦努力研究生物製劑等治療方法。近十年來，已取得理想進展，患者在採用合適的藥物後，病情可見明顯改善，大多數患者甚至可以重過正常、豐盛的生活。

我由衷推介這本「風濕病逐格睇」之《與狼共舞——紅斑狼瘡症的護理與治療》，給所有紅斑狼瘡症患者及其親屬，讓他們更了解這個令人「聞風喪膽」的疾病，這其實並非不治之症。「狼瘡」並不可怕，一知半解、諱疾忌醫及延誤治療才是患者最大的敵人。

我們同時期望，更多市民大眾可藉此書了解患者的心路歷程，學習他們勇於克服困難的高尚品格，活出同樣精彩的人生。

何紫筠醫生
香港風濕病學會會長

序四

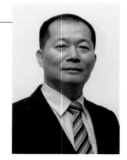

紅斑狼瘡這名字給人的印象很可怕，感覺這個症很兇狠，非常惡毒。不少媒體都慣以「不治之症」、「傳染怪病」等字眼來形容紅斑狼瘡。在一般人眼中，得了這個症是非常不幸，甚麼都不能做。其實，普羅大眾對這個症有很多誤解，導致很多患者受到不必要的歧視。

由香港風濕病基金會出版的《與狼共舞》，是一本具實用價值的自助手冊。當中有不同的醫學專家講解紅斑狼瘡的成因、病徵、診斷、併發症、護理及治療等。除此之外，手冊亦提供坊間的種種社區資源，用以協助患者和家屬面對和管理這個症狀。最令人興奮和感動的是手冊中的病友分享部份，她們縱使是紅斑狼瘡的患者，但大部份都能過着正常的生活，像其他人一樣，上學、工作、談戀愛、結婚和生兒育女。這些患者沒有因為病患帶來的不便和折磨而氣餒，相反，她們抱着積極樂觀的態度，互相支持。她們的堅持和正向的人生態度實在令人欽佩。

香港復康會社區復康網絡能夠與一群熱心的醫學專家和堅毅不屈的患者一起為有需要的紅斑狼瘡患者服務,實在是我們的榮幸。

每個關心自己和家人健康的人,都應好好閱讀這本手冊。

張偉良先生
香港復康會副會長

序五

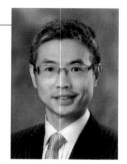

要了解「紅斑狼瘡症」，不妨從它的中英文名稱開始。系統性紅斑狼瘡症的英文名稱是「Systemic Lupus Erythematosus」，縮寫為「SLE」。「Lupus」出自拉丁文，原意是「狼」的意思；「Erythematosus」則是形容患者鼻樑及面頰兩側的紅斑，狀似蝴蝶。以此為名，因為 SLE 會在患者臉上留有恍如被狼咬過的傷口，再加上其他種種併發症，影響極為深遠。

SLE 是一種慢性自身免疫系統疾病，「出錯」的免疫系統會攻擊患者自身的組織和細胞，導致發炎和組織損害，包括皮膚、關節、腎臟、心血管及神經系統。系統性紅斑狼瘡病狀千奇百怪，每個患者均不盡相同。導致紅斑狼瘡症的發病原因，醫學上還不太清楚，其根源可能包括很多因素，例如基因、抗體、內分泌荷爾蒙，以及一些不知名的環境因素。SLE 的發病率為約千分之一，而初發患者大多為年輕女性。

紅斑狼瘡症患者除須接受藥物治療，也要面對其他長期病患者所面對的問題。舉例說，在病發初期，他們因對疾病和藥物缺乏認識，產生焦慮和恐懼，一般而言，年輕患者較年長患者更難接受藥物的副作用；另外，

患者也要面對來自工作、朋友和家人的壓力，多年來，我們曾遇到過不少受情緒困擾的患者。

本港在紅斑狼瘡症的病理和治療方面的醫學科研水平一向很高，不少國際知名的醫學期刊，均經常刊載由香港學者發表的關於紅斑狼瘡症研究的文章，包括紅斑狼瘡症腎炎的最新治療、紅斑狼瘡症女性患者的懷孕研究，以及紅斑狼瘡症的基礎醫學研究等。

不過，在患者層面，本港及其他華人社區所提供的資訊卻相對不足，尤其缺乏一些讓患者和照顧者正確、正面了解紅斑狼瘡症的參考書。正因如此，「樂晞會」及「香港風濕病基金會」合作出版本書，為讀者深入淺出地介紹系統性紅斑狼瘡症的病徵、病狀、發病機理、診斷標準和最新的治療方法。

編者特別在書中加入了多位 SLE 患者的故事，由她們親身細訴如何走出紅斑狼瘡症的陰霾，令讀者在獲得嚴肅的醫學知識外，也能領悟到面對長期疾病的重要精神，從而提高此書的可讀性和趣味性。

我誠意向所有關心紅斑狼瘡症患者的人士推薦本書，讓我們一起認識 SLE，協助患者及其家人走上復康之路，重拾快樂人生。

陳德顯醫生
香港風濕病基金會主席

序六

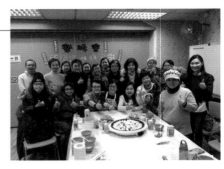

「**紅**」斑狼瘡」在十多二十年前對於年輕女性是一個很可怕的名字，類固醇、紅斑、月亮面、肥胖、關節痛、免疫系統失調等等令人誠惶誠恐、焦慮不安的字眼就會浮現出來。人們感覺患上此病如同患上不治之症，因為在五、六十年代，患上此病的存活率並不高。但隨着時代變化，醫學昌明和科技的進步，社會大眾對於此病相對地已提高了認知度及了解。

「樂晞會」的出現，是希望凝聚一群同是確診紅斑狼瘡的同路人，透過自身患病及抗病的經歷，以過來人及同理心積極和鼓勵同路人，發揮病友間「自助、助人」之共濟精神，提高病友間的士氣，共同為疾病奮鬥。本會發現要尋找一本具本土化有關紅斑狼瘡的書籍，而又能貼近香港病患的心聲，實在不易，特別是內容要兼顧病理、護理、治理等。本會將撰文出書這個想法帶到香港風濕病基金會，期盼能湊合香港風濕病基金會的資源一起出版具備本港特色有關紅斑狼瘡的實用天書。現今科技發達，隨時隨地可以利用智能電話上網搜尋有關紅斑狼瘡症的相關資訊，資料雖然多，但存在很多謬誤，而這本書能讓病患方便閱讀，容易明瞭有關紅斑狼瘡的病理成因、如何確診、發病徵狀、最新治療及護理須

知，帶出正面信息和能量。幸運地這個想法不但得到他們的認同並願意出版。

本書誠邀不同的風濕科專科教授、顧問、醫生、及專業的醫護人員等，勞精耗神，滿腔熱情，整理資料內容，加上一些本港的調查數據，各章節呈現讓讀者容易閱讀及感受理解；而病友的分享，讓讀者可以更加感受到患病時狀況，提升讀者的認知度及認受性，難能可貴。透過本書，讓社會大眾對紅斑狼瘡的成因、病徵、治療及護理方法有更進一步的認識，消除對此病的一般謬誤，避免對治療卻步或延誤治療，甚或尋找非正統的方法而令病情加深，出現不必要的後遺症。

此書輕鬆看、輕鬆認識，配合本書的特色，諸如「病友分享」、「護理小貼士」等編排方式，平實的敍述，為病患及公眾人士提供實用的病理知識與護理常識，好好做到「自己的病、自己管理」。

最後，再次感謝香港風濕病基金會，以及為此書出心出力、勞苦功高的醫護人員、樂晞會會員及義工不離不棄，一路叮嚀，終於該本書有機會出版，為病患及大眾提供一本內容豐富及極具「本土化」的實戰書籍，期望這本「天書」能夠幫助有需要人士。

祝各位讀者身心靈健康！

樂晞會執行委員會

目録

病症資訊

社區資源

病者、醫護深情分享

病症資訊

歷史

——專訪香港大學李嘉誠醫學院副院長（教學）、
瑪麗醫院風濕及臨床免疫科主任劉澤星教授

綜合與醫學專家訪談及網上病學資料（註），醫學界最早提及紅斑狼瘡病徵，可追溯至公元前西醫之父希波克拉底的論述，提及一種臉部出現嚴重紅疹的疾病。直至最近一百五十年，有關此病的認識和治療屢有突破。在香港，七十年代以前並沒有風濕病專科（紅斑狼瘡屬於風濕科），但今天已發展至專科治療、專科研究及病人支援組織，令病人獲益良多。

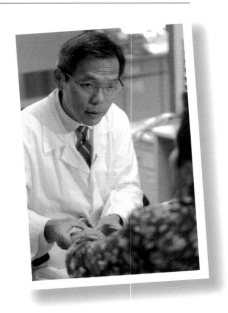

紅斑狼瘡屬免疫功能失調

發現紅斑狼瘡是一種系統性（全身性）疾病的，是兩位十九世紀的醫生（Moritz Kaposi 及 William Osler）。他們發現除了皮膚受損、關節痛或發燒等徵狀外，病人全身的器官均有機會受損。至二十世紀中葉，醫學界發現此病乃一種自體免疫病，屬免疫功能失調。

香港大學李嘉誠醫學院副院長（教學）、瑪麗醫院風濕及臨床免疫科主任劉澤星教授指出，早年醫學界發現紅斑狼瘡病人因曬太陽而出現的紅疹久久不退，後來知道被太陽紫外光壞死的皮膚細胞不像正常人一般，隨着脫皮後再生細胞令皮膚復元，反之壞死細胞刺激免疫系統，免疫機制把壞死細胞當敵人攻擊，同時破壞周邊良好細胞，影響皮膚及關節，亦攻擊如腎、心、肺、腦、肝、腸、腹和血管等器官。

他說，通常診斷法是先驗血，看是否出現抗核抗體（一種自我攻擊的抗體）；然後檢測免疫功能，病人的血小板、紅血球和白血球因受抗體攻擊而指數偏低；如果出現其他器官疾病，便對症檢測；最後把所有資料綜合分析，才能確診。

香港的風濕科醫療發展

紅斑狼瘡屬於風濕科，這專科在香港的發展約有四十年。臨床方面，七十年代全港只有兩名風濕科醫生，八十年代初增至六位，病人和大眾對此專科認識甚少，醫生專科訓練闕如。八十年代末開始發展活躍，香港風濕病學學會於 1988 年成立；九十年代，香港醫學專科學院及兩大教學醫院始設風濕專科訓練。現時

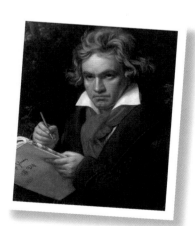

許多歷史學家和醫學家均懷疑，著名的十八世紀德國作曲家貝多芬患有紅斑狼瘡病。當時還未發明照相機，大多貝多芬的人像畫都顯示其雙頰深紅，似為紅疹。

照片來源：
http://www.archiv.fraunhofer.de/archiv/presseinfos/pflege.zv.fhg.de/german/press/pi/pi2002/08/md_fo6a.html
（十八世紀德國畫家 Joseph Karl Stieler 作品）

病症資訊
歷史

全港風濕科醫生已增至八十多人，各主要醫院均有風濕科醫生團隊，部份醫院（其中包括兩大教學醫院）亦設有風濕科護士及紅斑狼瘡專科門診。

早期香港發展風濕專科時，由於紅斑狼瘡病狀奇特，所以研究者較多。初時研究包括觀察本地臨床病徵、受攻擊的是甚麼器官、死亡率等；其後參考外國的治療方法，觀察其成效；隨後則是如何減少併發症、病理、不同細胞與免疫系統的關係。

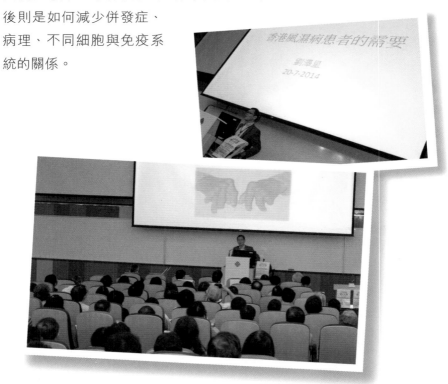

與狼共舞
紅斑狼瘡症的護理與治療

香港在治療紅斑狼瘡的研究享譽國際

四十年間，紅斑狼瘡的治療和研究都有長足發展，尤其在藥物方面，香港的研究成果多刊於醫學文獻，貢獻突出。例如紅斑狼瘡引發腎炎十分常見，於 2000 年代初，醫學界便研究出名為黴酚酸酯（Mycophenolate mofetil，簡稱 MMF）的有效藥物，奠定了香港在國際的研究地位。同時，香港的紅斑狼瘡醫學專家更於 2012 年與亞太區同業攜手成立 Asia Pacific Lupus Collaboration 的醫學研究協作組織，透過研究紅斑狼瘡病，增加對此病的認識和改善治療，此舉凸顯香港在國際間的重要醫學角色。

香港八十年代至今相關的病人支援或互助組織發展，令病人和公眾對紅斑狼瘡增加認識，改善了病人的生活質素，提升醫護水平。主要組織有樂晞會及香港風濕病基金會，透過講座或出版介紹疾病知識、協助病人改善自理能力、支援病人互助，甚至為有需要者提供金錢援助，亦有培訓醫護人員。

註：參考英國一個支援紅斑狼瘡研究及公眾教育的組織網上病學歷史資料
（http://www.lupus.org.uk/what-is-lupus/history-of-lupus）

流行病學
——專訪香港風濕病學學會前會長莫志超醫生

紅斑狼瘡症是一種由自身免疫系統過激所導致的慢性疾病，由於免疫系統失調，不正常的抗體會攻擊自身的關節、皮膚及器官，可引致併發症，甚至死亡。此症雖可能發生在男女老幼身上，但統計顯示，大部份患者均為 20 歲至 40 歲的年輕女性，故此又被稱為「美人病」。

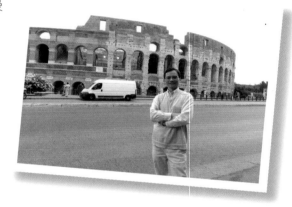

紅斑狼瘡新症每年增加

在本港，紅斑狼瘡症並非罕見疾病，根據香港醫管局資料顯示，全港現時約有 8,000 名患者，普遍率（prevalence）約為 0.15%，即每一萬人中便有 15 名紅斑狼瘡症患者。然而，由於香港醫管局的統計數字未有涵蓋私家診所的患者，因此醫學界相信，真實的患病人數可能遠比統計結果多。

此外，本港醫管局每年約有 700 宗新增個案，即發病率（incidence）為 0.01%，意味着平均每年每一萬人口當中，便有一人以上發病，情況不容小覷。

成因不明　遺傳為高危因素之一

現時，約有九成患者的發病成因未明，但有研究發現，遺傳是其中一個因素。有家族病史的人士，發病率比一般人高出 5% 至 8%。這類患者一般帶有遺傳因子，例如人類組織抗原基因 HLA-DR2、HLA-DR3 或 C4 補體基因缺損，而病情亦較沒有家族病史的患者為嚴重。

抵抗力減弱　可致嚴重併發症

正如前文所言，紅斑狼瘡症患者的免疫系統失去平衡，產生過量不正常的抗體，錯誤地攻擊身體各個器官組織，引致慢性發炎。一般而言，患者會出現發燒、關節腫痛及發炎、脫髮、皮膚出現紅斑或紅點及水腫等徵狀。

如未能及早控制病情，異常抗體或會進一步入侵器官組織，引發嚴重併發症。當中，腎臟是最易受紅斑狼瘡攻擊的器官，若情況不受控制，有可能引致急性腎衰竭[1]；如中樞神經受侵害，則有可能引致思覺失調、

1　Mok CC, Kwok RC, Yip PS. Effect of renal disease on the standardized mortality ratio and life expectancy of patients with systemic lupus erythematosus. Arthritis Rheum. 2013;65:2154-60.

腦癇症（舊稱為癲癇症）或
中風等併發症。

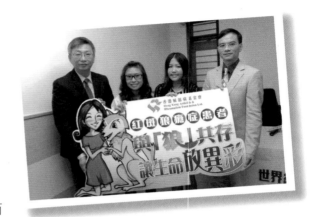

此外，部份治療紅斑狼瘡症
的藥物會引起多種明顯副作
用，例如高劑量類固醇，會增
加骨骼組織壞死的機會，引致
骨枯、骨折等併發症。另外，
患者也可能因免疫力被壓抑而
出現種種感染。

研究顯示，與同齡同性別的健康人士相比，紅斑狼瘡症患者的相對死
亡率為 5.25%，即死亡風險較一般人約高出 4 倍[2]。醫院管理局資料顯
示，於最近十五年內，紅斑狼瘡症患者的週年死亡率一直維持在 1.0%
至 1.6% 之間。

屯門醫院調查資料則顯示，紅斑狼瘡症患者常見的器官受累包括：骨
折、骨枯或肌肉萎縮，約佔 14%；慢性腎病，約佔 13%；皮膚損害或
永久脫髮，約佔 8%；白外障青光眼或視網膜病變，約佔 7%；心血管
併發病（包括冠心病），約佔 6%；癌症（如淋巴瘤、肺癌、子宮頸癌），
約佔 4%；而較為嚴重的影響是腦部併發症，例如腦血管栓塞（中風）

2　Mok CC, Kwok CL, Ho LY, et al.　Life expectancy, standardized mortality ratios,
　　and causes of death in six rheumatic diseases in Hong Kong, China.　Arthritis
　　Rheum. 2011;63:1182-9.

或記憶力衰退，約佔 14%[3]。

資料亦顯示，在多種併發症中，感染可謂最為致命。約有 44% 紅斑狼瘡症患者因受感染而死亡，為最主要死亡原因；其次為心腦血管栓塞，約有 19.2% 因此死亡；其他因素包括有癌症，有 8.2%，以及腎衰竭，約佔 1%[3-6]。

嚴密監察患者病情

雖說紅斑狼瘡症會導致各種併發症及增加死亡風險，但這並非必然。現時，醫護人員會組成跨專科團隊（如風濕病科、腎科等），為患者多方位監控病情，及早發現及治療併發症。

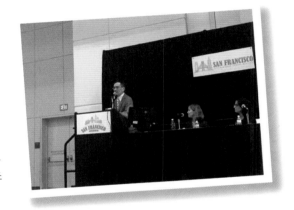

3   Mok CC et al. Poster presentation at ACR meeting 2015.

4   Mok CC, To CH, Ho LY, et al. Incidence and mortality of systemic lupus erythematosus in a southern Chinese population, 2000-2006. J Rheumatol. 2008;35:1978-82.

5   Mok CC, Chan PT, Ho LY, et al. Prevalence of the antiphospholipid syndrome and its effect on survival in 679 Chinese patients with systemic lupus erythematosus: a cohort study. Medicine（Baltimore）2013;92:217-22.

6   Mok CC, Kwok RC, Yip PS. Effect of renal disease on the standardized mortality ratio and life expectancy of patients with systemic lupus erythematosus. Arthritis Rheum. 2013;65:2154-60.

病症資訊
流行病學

以下是其中一些有助控制病情及預防併發症的措施：

1）使用治療效果較佳的藥物；

2）選擇副作用較少的藥物或治療方案；

3）預防併發症，例如定期為患者進行血管危險因素普查；接種疫苗，包括 HPV 疫苗、流感疫苗等，以預防受細菌或病毒感染；

4）定期為患者進行婦科檢查，以防癌症病變；

5）如患者仍在早期發病階段，盡量避免採用過高劑量類固醇，以減低藥物副作用；

6）緊密留意患者的情緒變化，如發現其情況異常，即時轉介患者接受心理及精神治療。

成因

以往，醫學界對紅斑狼瘡症的認識有限，只得知其成因大致可分為內在因素及外在因素，但隨着醫學研究發展，醫學界近年對紅斑狼瘡的成因及病理，有了更深入的認識，有助醫生為患者安排更有效治療及預防方法。

內在因素

(1) 遺傳因素

研究人員曾以同卵雙生為對象，發現如其中一位孿生兒患有紅斑狼瘡症，另外一位（體內基因 100% 相同）患上紅斑狼瘡症的機會為 14% 至 57%，比一般人患病的風險較高。

根據基因研究（GWAS）顯示，現階段發現與紅斑狼瘡症相關的基因約有五十多種，但這個結果亦只能解釋約 18% 的遺傳情況。

相關的遺傳因子大致分類為：

i) 單一基因變異：例如 C1q 補體缺乏、TREX 1 變異。

ii) HLA 組群（於第六對染色體）：例如 HLA-DRB1*0301、HLA-DRB1*1501。

iii) 其他免疫相關先天（innate）及後天／適應性（adaptive）遺傳因子。

(2) 荷爾蒙 / 激素

研究指出，紅斑狼瘡症與荷爾蒙分泌有關，特別是雌激素（estrogen），因此大部份患者為正值生育年齡的女性。過多的雌激素會促使體內的 B 細胞及巨噬細胞過度活躍，抑制 T 細胞，導致身體免疫系統失衡，引致發病。此外，身體含有過高的催乳素（Prolactin），亦可能會影響病情的嚴重程度及復發機會。

(3) 免疫失調

由於患者的免疫系統調節出現問題，產生過量不正常的抗體，攻擊自身免疫系統，使負責清除免疫複合物（immune complex）的情況亦出現異常，抗原及免疫複合物因而積存留體內，繼而引發身體一連串的免疫反應和炎症。

外在因素

(1) 紫外光（ultraviolet, UV light）

紫外光有機會誘發紅斑狼瘡症，主要是因為紫外光會破壞皮膚表面的角質細胞，令身體產生自身抗原，加速蝴蝶斑及紅疹的形成。

(2) 感染

某些病毒和細菌可能會誘發紅斑狼瘡症，例如有研究指出，EB 病毒可能會誘發小兒紅斑狼瘡症。

(3) 雌激素

額外服用雌激素有機會令病情活躍，例如含有雌激素的藥物（如避孕藥）及食物等。

(4) 藥源性紅斑狼瘡症（Drug-induced lupus）

長期服用某些藥物有機會令身體產生抗核抗體（ANA），引發紅斑狼瘡症，例如：肼苯噠嗪（Hydralazine）、氯丙嗪（Chlorpromazine）、普魯卡因（Procainamide）、異煙肼（Isoniazid）、甲基多巴（methyldopa）及抗 TNF-α 藥物等，但由藥物引發的紅斑狼瘡症個案僅屬少數。

(5) 心理壓力（psychosocial stress）

研究指出，壓力是致病或令病情惡化的風險因素之一。

徵狀

系統性紅斑狼瘡是一種自體免疫疾病，體內過量的不正常抗體直接或間接攻擊身體各個器官組織，包括皮膚黏膜、骨骼肌肉、腎臟、神經系統、心血管、呼吸系統、淋巴腺、脾臟、血液系統、肝臟、腸胃及眼睛等。

皮膚黏膜

皮膚斑疹為系統性紅斑狼瘡的常見徵狀，一般可分為急性、亞急性及慢性三類。

- 急性皮疹：典型的蝴蝶狀斑和顴部紅斑最為常見，患者的鼻樑和兩頰會出現紅斑，情況會在曬太陽後惡化，使紅斑出現持續幾天至數週。

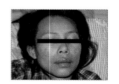

- 亞急性皮疹：一般呈現出環狀或鱗屑性紅斑，通常出現在肩膀、前臂、頸部和身體位置，成因通常與抗 Ro 和抗 La 抗體有關。

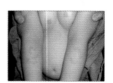

- 慢性皮疹：一般呈現出圓盤狀紅疹，最常見於面部、頸部、頭皮和耳朵。癒合後，可能會留下中央凹陷疤痕，並出現毛細血管擴張或色素脱失的情況。

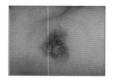

骨骼肌肉

患者會出現關節痛或關節炎，主要影響手部小關節、手腕及膝蓋等不同關節，大部份的情況下，患者的炎症都是游走性及非侵蝕性的，亦有部份患者可能會有腱鞘炎。

若病情嚴重，患者可能會因為骨頭缺血性壞死而引致急性關節痛，常見疼痛位置一般在肩部、臀部及膝蓋。

另外，有部份患者可能會出現肌肉發炎，引致全身肌肉酸痛和肌肉觸痛。

腎臟

根據臨床數據顯示，約有 75% 患者出現腎臟受損的情況，其受損程度因人而異。

「蛋白尿」是腎臟受損的其中一個主要特徵，若蛋白尿情況嚴重，可使血蛋白不足，引致腳腫情況。部份患者可能會出現急性腎衰竭，主要徵狀包括排尿量減少、水腫及氣促等。

為避免腎功能受損，一般建議患者定期接受腎功能測試，例如：尿液測試，可檢視腎臟發炎的情況；腎活組織檢查，可幫助診斷腎炎的類別及評估腎臟發炎及受破壞的程度（紅斑狼瘡腎炎可分為第一至第六類）。

神經系統

患者的中樞神經系統和周圍神經系統都可能會受到影響，約有 30% 患者患有輕度認知功能障礙；小部份患者（約 3.5％）會出現妄想、幻覺等思覺失調徵狀。

部份患者可能會出現全腦性或局部性癲癇發作，其嚴重程度則因應紅斑狼瘡症的活躍程度而轉變。

此外，有小部份患者可能會出現脊髓炎，可引致雙腳癱瘓及大小便失禁等，但此情況較為罕見。

心臟循環系統

研究發現，系統性紅斑狼瘡症會增加心血管疾病（如冠心病，心臟衰竭，心臟瓣膜病，心包膜炎）的發病率和死亡率，徵狀一般包括胸口痛、呼吸困難、心跳加速等，但此情況較為罕見。

呼吸系統

呼吸系統併發症包括胸膜炎、間質性肺疾病、急性狼瘡性肺炎、肺萎縮綜合症、肺出血和肺動脈高壓等，當中以肺出血及肺動脈高壓較罕見，如未及時治理，可引致死亡。因此若患者會出現胸口痛、氣促等情況，便應盡早求診及接受檢查。

淋巴及相關器官

患者可能會出現淋巴結腫大，患處常見於頸部、腋下及腹股溝區等位置。淋巴結一般是柔軟及無痛。若發現身體持續出現大於一厘米以上的淋巴結，便應接受淋巴結活檢，以排除受細菌感染（如結核菌）或出現淋巴瘤的可能。

此外，當紅斑狼瘡症病情活躍時，可能會引致脾臟脹大，影響脾臟功能。

血液系統

紅斑狼瘡症會引起與血液有關的問題，例如貧血、白血球減少和血小板減少等。

貧血徵狀為容易疲倦、氣喘或頭暈等；血小板減少可引致容易出血；白血球減少則削弱患者的免疫能力，較容易受感染。

消化系統

約有 30％患者會出現腹痛、噁心、嘔吐等情況，需要分辨是源自於藥物的副作用或疾病本身。紅斑狼瘡個別情況下可能會引致腹膜炎、腸道血管炎、胰臟炎或腸炎等嚴重的消化系統疾病。此外，藥物治療亦可引致消化不良或消化性潰瘍等副作用。

肝臟

約有 12％ -25％患者可能會發現肝臟脹大或脂肪肝的情況。當紅斑狼瘡症病情活躍或服用非類固醇消炎止痛藥亦可導致肝酵素上升。但嚴重的肝臟併發症並不常見。

眼睛

較常見的相關併發症為角膜和結膜受損；部份患者可能會出現視網膜血管炎，如情況嚴重可導致眼睛血管栓塞，損害視力。

總結

值得一提的是，雖然紅斑狼瘡症引發的併發症眾多，但大多數患者只會出現其中數項。若要避免嚴重併發症，最重要是及早留意異常症狀，並諮詢醫生的專業意見。

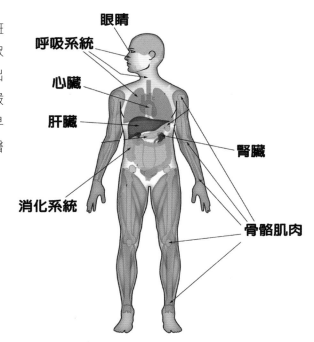

眼睛

呼吸系統

心臟

肝臟

腎臟

消化系統

骨骼肌肉

表 1：紅斑狼瘡腎炎分類

第一類（Class I）	正常 / 輕微變化 minimal mesangial
第二類（Class II）	腎小球環膜增生性腎絲 mesangial proliferative
第三類（Class III）	局部性增生性腎絲 focal proliferative
第四類（Class IV）	瀰漫性增生性腎絲 diffuse proliferative
第五類（Class V）	膜性腎絲球 membranous
第六類（Class VI）	晚期硬化性腎絲球 advanced sclerosing

表 2：系統性紅斑狼瘡症的臨床表現統計

徵狀 / %	多倫多		歐洲		LUMINA（患系統性紅斑狼瘡症的少數民族；先天 VS 後天）	
	發病時	持續	發病時	持續	發病時	持續
個案數目	580	1,184	1,000	1,000	615	615
皮膚	66	86	40	58	63	82
潰瘍	19	48	11	24	30	56
關節炎	43	63	69	84	68	81
肌肉炎	3	3	4	9	?	?
腎臟炎	41	72	16	39	32	52
胸膜炎	14	27	17	36	31	50
心包炎	10	18	-	-	31	50
心肌炎	1	3	-	-	1	?
胃腸	14	38	-	-	4	10
中樞神經	21	48	12	27	25	56

紅斑狼瘡症與腎炎

—— 專訪香港大學內科學系講座教授
兼腎科主管陳德茂教授

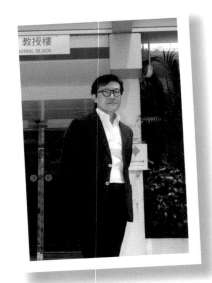

紅斑狼瘡屬於一種「自體免疫性」疾病，有些病人只是關節或皮膚受影響，但這「系統性」疾病亦可引致身體的不同器官受損，紅斑狼瘡引致腎臟損壞的情況十分常見，必須及早治理，始能療效顯著。

六成系統性紅斑狼瘡患者出現腎臟受損

香港大學內科學系講座教授兼腎科主管陳德茂教授，是治療紅斑狼瘡引發腎炎的資深醫生。他解釋，「自體免疫性疾病」是指免疫系統變得異常，產生自體免疫抗體，本來抵抗外來細菌和病毒的免疫機制，反過來攻擊自己的身體器官，其中較常見的是攻擊腎臟，因此出現紅斑狼瘡腎炎，並且通常是急性的。數據顯示，系統性（即全身性）紅斑狼瘡病人，有六成出現腎臟受損情況。

紅斑狼瘡腎炎與一般腎炎病狀相似，小便帶有蛋白或紅血球、小便有泡、血壓高和腳腫現象；如果病人也有紅斑狼瘡徵狀，例如是年輕女性，或出現關節痛、面部有紅疹，醫生會提高警覺，檢測是否屬紅斑狼瘡腎炎。在確診檢測時，紅斑狼瘡腎炎病人的血液中通常會出現一種名為 anti-dsDNA 的抗體，激活免疫系統的補體及其他炎症介質，一起攻擊腎臟。

由於此病是因異常的免疫機制不正常活躍而攻擊自己的細胞，所以治療時須使用「免疫抑制劑」，抑制免疫力，減低 anti-dsDNA 抗體及身體的炎症機制。

陳教授說，治療急性狼瘡腎炎現時通常用上兩種或以上的藥物。近年最常用和療效顯著的，是使用類固醇加另一種名為 Mycophenolate mofetil（MMF）的免疫抑制劑，因其療效及耐受性[1]都很好。

他指出，此病多是急性和嚴重，必須在治療初期落重藥，病人可能因此感到恐懼和抗拒；但在早期盡快控制病情實屬必要，當病情紓緩時就可逐漸減藥，副作用亦會減少。反之，若病人因害怕服藥多而延醫，令腎臟繼續受損，後果更嚴重。他說，腎功能減弱在早期不易察覺，到後期日漸嚴重，才出現貧血、胃口差和嘔吐的迹象，因此爭取時間及早治療至為重要。

1　「藥物耐受性」是指某種藥物在臨床使用時的副作用多或少，耐受性好表示副作用少。

定時複診服藥可控制病情

紅斑狼瘡腎炎是長期病患,有機會復發。由於病因是免疫系統異常,產生攻擊自己身體的抗體,當這些抗體再度活躍時,便會病發,因此須長期服藥控制抗體。陳教授強調不須因此過分擔憂,只要恆常複診,定時服藥,平日監測着身體狀況(例如有否腳腫或血壓高),便能有效控制病情,而且現時的藥物比以前更有效防止復發。病人平日飲食亦須注意選擇低糖、低鹽、低油的食物。

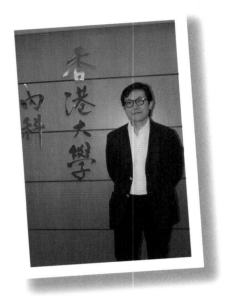

陳教授說,過去幾十年,治療此病的藥物及方案大為改善,不僅療效提升、副作用減少,亦多了許多選擇。七十年代時主要使用類固醇,但現時已有不同的免疫抑制劑,減少對類固醇的倚賴。當然,免疫抑制劑因抑制了免疫能力,病人因此易受細菌病毒感染。長遠而言,醫學界希望能研究出更有效及安全的免疫抑制藥物,能夠專門針對異常的免疫機制,而同時不會破壞保護身體的正常免疫機制。

與狼共舞
紅斑狼瘡症的護理與治療

紅斑狼瘡引起的腎炎資料摘要

病理	免疫系統異常，產生自體免疫抗體，攻擊自己的身體器官。
發病率	60% 系統性紅斑狼瘡病人腎臟受損，通常出現的腎炎為急性。
常見病狀	＊紅斑狼瘡引發的腎炎跟一般腎炎病狀可以很相似，腎臟可能是唯一受累器官，因此未必同時出現其他紅斑狼瘡疾病表徵。 ● 一般腎炎病人病狀： 　- 小便出現蛋白（引致很多泡）或紅血球： 　- 血壓高 　- 腳腫 ● 有紅斑狼瘡病共通特徵： 　- 病人多為年輕女性，但男性亦可發病 　- 關節痛 / 皮膚呈紅斑（但亦未必一定有此徵狀）
確診檢查	驗血、尿液檢查 腎臟超聲波 抽取腎組織化驗
治療方法	● 主要藥物治療： 　類固醇（消炎及抑制免疫作用） 　免疫抑制劑（抑制免疫作用） ● 注意：由於急性腎炎屬嚴重疾病，在治療初期需藥量高。
病人應有心態	● 及早治療，切勿延醫，與醫生溝通，了解治療方案。 ● 治療初期不須過份害怕藥量高和藥物副作用多，因醫生會嚴密監察。 ● 須盡快控制病情，病情紓緩後可逐步減藥，副作用消退；若讓腎臟繼續受損，後果更嚴重。 ● 保持樂觀，現時的藥物療效顯著，90% 以上的病人病情可受到良好控制。 ● 重視複診，平日監測身體狀況，預防復發。

診斷

如前文提及，紅斑狼瘡是一個全身性自身免疫系統疾病，故此不同的器官組織都有機會因受到免疫系統攻擊，而導致不同的臨床徵狀。有些徵狀為紅斑狼瘡症典型和標示性徵狀，例如臉頰蝴蝶狀斑或對陽光過敏等；但有些徵狀則沒有明顯的特異性，可與其他疾病的徵狀相似，例如脫髮、發燒和關節痛等。為可得出準確的診斷結果，患者必須接受臨床檢查及化驗測試。

不論是早年的美國風濕病學會（ACR 1982, revised 1997）指引，抑或最近的國際系統性紅斑狼瘡合作臨床研究（SLICC, Systemic Lupus International Collaborating Clinics, 2012），均是按照科研的分類標準（Classification criteria）判斷紅斑狼瘡症，即是從一些不同器官的臨床徵狀，再結合血清或免疫學的檢查（Serological/Immunological tests），從而作出判斷。這正好說明我們並不能憑單一病徵或驗血結果，以判定或否定紅斑狼瘡的診斷。

以上的分類標準（Classification criteria）本用於在醫學研究界定和徵募病人而訂定，但在日常的診斷中亦具參考價值。而 SLICC 在 2012 發表的分類標準，則提出了 17 項診斷紅斑狼瘡症的拍標，當中包含臨床檢查（共十一項）及免疫學檢查（共六項）兩大類。若患者出現四項

或以上，並最少在每個大類中佔有個一項，則可診斷為紅斑狼瘡症。

臨床標準

（1）　急性狼瘡皮膚病變：臉頰蝴蝶斑、對光敏感的狼瘡皮疹、亞急性（subacute）狼瘡皮膚病變等

（2）　慢性狼瘡皮膚病變：圓盤狀紅斑狼瘡，及其他慢性病變

（3）　沒有疤痕的脫髮

（4）　口腔或鼻腔潰瘍

（5）　關節病：兩個或以上關節腫脹或積液、兩個或以上關節疼痛，並加上出現最少維持三十分鐘晨僵徵狀

（6）　漿膜炎：肺膜炎或積液、心包膜炎或積液

（7）　腎臟：蛋白尿超過每天 500 毫克 / 紅血球管型（RBC Cast）

（8）　神經系統：癲癇、精神病、脊髓炎、周圍神經線病變、急性神志混亂

（9）　溶血症

（10）　白血球過低：總白血球少於 4000/mm^3/ 淋巴白血球少於 1000/mm^3

（11）　血小板過低：少於 100,000/mm^3

免疫學檢查

（1）　抗核抗體（ANA）測試

（2）　抗 ds DNA 抗體測試（若以 ELISA 測試方法需要超過正常上限兩倍）

（3）　抗 SM 抗體測試

（4）　抗磷脂檢測：包括狼瘡抗凝物，中至高度抗心脂抗體（IgA、IgG、IgM）或抗 β 2-glycoprotein 1（IgA、IgG、IgM）

（5）　蛋白質補體水平測試：C_3、C_4 或 CH50

（6）　直接抗人球蛋白試驗（Direct Coomb test）

若透過腎組織活檢測試出典型紅斑狼瘡腎炎，再加上抗核抗體或抗 ds DNA 抗體呈陽性，亦可確診為系統性紅斑狼瘡。

值得一提的是，紅斑狼瘡徵狀未必於同一時間出現，因此醫護人員或須花較長時間跟進一些懷疑個案，如患者出現新徵狀，便可即時接受檢驗和確診，及早開展治療。此外，部份患者可能同時患有其他免疫疾病，如乾燥綜合症或有重疊症候群（overlap syndrome）等，需要小心處理。

診斷紅斑狼瘡的常見謬誤

謬誤（1）

抗核抗體（ANA）呈陽性 = 確診紅斑狼瘡症

- 在正常的成年人口中，有約 5% 人可以驗出抗核抗體志。
- 抗核抗體可以在其他的風濕科疾病個案中找到，如乾燥綜合症、類風濕性關節炎等，未必與紅斑狼瘡症有關。

謬誤（2）

抗 ds DNA 呈陰性 = 排除了紅斑狼瘡

- 在已確診患有紅斑狼瘡的個案中，只有約 60% 患者有抗 ds DNA，代表其餘四成確診患者並沒有此抗體，仍須進行一些其他檢查，以作確診。

併發症

由於紅斑狼瘡症可以對身體造成不同影響，因此在治療期間，病情可能會較為反覆，甚至出現併發症，亦可能因為接受治療而衍生各種問題（圖1）。因此，患者在接受治療期間需要接受緊密監察。

圖 1

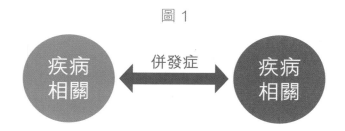

病症相關

（1）主要因病情活躍或血管栓塞而嚴重影響某些器官組織。

- 腎衰竭（詳見馮加信醫生之訪問）
- 中風引致偏癱
- 心臟衰竭
- 腸臟壞死
- 骨枯

（2）持續炎症造成血管硬化及其相關併發症，如冠心病、中風等。

（3）免疫系統紊亂，以致增加受感染風險。

藥物相關

（1）患者因接受高劑量類固醇或免疫調節藥治療，以致抵抗力下降，引起感染。

（2）藥物副作用，例如：

- 類固醇：可導致骨質疏鬆、骨枯、血糖控制異常、白內障及體重上升。
- 抗虐疾藥：可引致視網膜病變，但情況較罕見。
- 環磷酰胺（cyclophosphamide）：可導致膀胱炎、血尿、閉經或膀胱癌（較罕見）。

（3）多因素相關，例如骨質疏鬆（詳見譚麗珊教授之訪問）。

小貼士

部份患者會因為可能出現的藥物副作用而放棄適當治療，但請注意：

- 副作用不一定會出現。
- 若得不到適當的治療，紅斑狼瘡症會引致嚴重併發症，因此逃避治療並非明智之舉。
- 在醫護人員監察下，可及早發現或避免出現藥物引致的併發症。
- 任何有關藥物的療效及副作用都需要經過醫學測試及驗證，切勿因未經證實的傳言而放棄治療機會。

約一至三成紅斑狼瘡症
會轉至為末期腎病

—— 專訪香港腎科學會前主席、腎科專科馮加信醫生

一至三成病人會轉為末期腎病

「因為紅斑狼瘡症有不同類型，不同的病人會使用不同的藥物，來控制病情，保持其腎功能，減慢腎衰竭的情況，以免走到洗腎、換腎的一步。」

「紅斑狼瘡症與腎病是息息相關的，文獻記載，大約10% 至 30% 的紅斑狼瘡症患者，最終會演變成末期腎病。」剛卸任香港腎科學會主席的腎科專科馮加信醫生說。

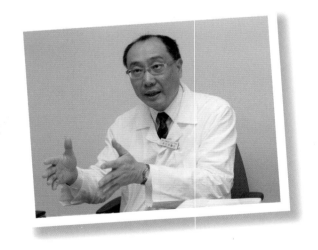

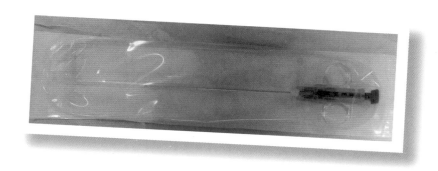

馮醫生表示，他接觸到的紅斑狼瘡症患者大多是由風濕病科專科轉介而來，「患者求診時，如他們已有腎病，部份人腎功能或已頗差；亦有一些患者的紅斑狼瘡症病情十分活躍，威脅腎臟，因此須即時調整治療方案，例如加藥；此外，還有一些患者腎臟出現了問題，但卻不知原來自己患有紅斑狼瘡症，而腎病正是由紅斑狼瘡症引起的」。

對華人紅斑狼瘡症患者而言，腎臟是最易被「波及」的器官，特別容易受到攻擊，演變成狼瘡性腎炎，最終可能要洗腎，甚至換腎。

馮醫生指出，年輕的紅斑狼瘡症患者患上腎病的風險較高，主要因為其病情活躍性高，相反，年長的患者較少患上腎病，「此外，有些病人不聽話，不肯依從用藥，病情惡化，也會導致腎病。一旦要洗腎，甚至要換腎，便會對生活造成很大衝擊。因此，我們希望做的，是盡量與風濕病科專科醫生合作，幫助病人控制紅斑狼瘡症病，避免對各個器官的影響，尤其是腎臟。」

病症資訊
約一至三成紅斑狼瘡症會轉至為末期腎病

馮醫生表示，若紅斑狼瘡症發現蛋白尿、血尿、血壓高、感染等腎病徵兆，應即時告知醫生，「有些患者可能反過來會有高血壓或貧血等問題，同樣需要認真處理。」

如患者出現蛋白尿，醫生一般會安排他們進行腎穿刺，抽取腎組織進行分析，腎穿刺本身有一定風險，因此醫生會為患者施打止痛針，再利用超聲波鏡，控制用針的快慢和力度。而為了要確定患者所患的腎病是否由紅斑狼瘡症所引致，患者可能須在不同階段接受多次腎穿刺，以作確診。

馮醫生一再提醒，若果無法控制病情，腎病情況會日益惡化，一旦演變成末期腎衰竭，換腎可說是唯一的出路。「但本港輪候腎臟移植的隊伍十分之長，據醫管局的新聞資料顯示，截至 2015 年 6 月底，本港有 1,894 名患者正在輪候，患者平均要等五至十年。坦白說，相比起外國，本港的器官捐贈情況真的不甚理想。」馮醫生說。

此外，即使成功尋得合適腎臟進行移植，部份紅斑狼瘡症患者可能出現血液凝結的問題，還須面對多種可能出現的併發症。

要避免走到換腎的地步，馮醫生強調，最重要是及早控制病情，「過去二十年，紅斑狼瘡症治療進步許多，如採用免疫抑制劑，有助大大減低引發紅斑狼瘡腎炎的風險。因此，患者不應諱疾忌醫，白白浪費控制病情、遠離腎病的機會。」

紅斑狼瘡的相關併發症

——專訪香港中文大學內科及藥物治療學系教授 兼風濕科主任、風濕科專科醫生譚麗珊教授

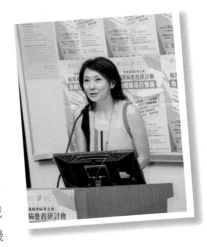

紅斑狼瘡的主治方法是服藥，但藥物有機會產生副作用，導致併發症。較常見的併發症是容易感染各種疾病、骨質疏鬆和閉經。

紅斑狼瘡病患者因免疫系統變得異常，部份免疫機制反過來攻擊自己身體的正常細胞，而不是對抗細菌及病毒，令整體的免疫力下降；再加上主治藥物是要抑制這種異常的、自我攻擊的免疫機制，減低其活躍度，但卻同時削弱保護身體的正常免疫機制，以致身體抵抗力更形虛弱，病人就較一般人容易感染其他疾病。

疾病感染

香港中文大學內科及藥物治療學系教授兼風濕科主任、風濕科專科醫生譚麗珊教授指出，紅斑狼瘡病患者有機會感染到各種各類不同的疾病，如肺炎和尿道炎。即使一般人不易感染到的，如肺癆和帶狀疱疹等，紅斑狼瘡病患者都比較容易得病。

她說，若受感染，便須針對該種感染下藥，而一般的治療情況都是理想的。治療過程中，醫生或須減低病人一向服用的、抑制免疫能力的類固醇或免疫抑制劑（主治紅斑狼瘡藥物）的藥量，有的更須停服免疫抑制劑，待受感染痊癒後，才恢復原藥或按需要調校藥量。

病人或會擔心，一旦減少或停服紅斑狼瘡藥物，可能令病情復發。但譚教授指出，優先治好感染更為重要，因為紅斑狼瘡復發引起的器官炎症很少在短時間內有致命危險，反而受感染一旦延醫，嚴重的或會致命。

骨質疏鬆

另一種常見的併發症是骨質疏鬆，這是長期服用類固醇的副作用；而紅斑狼瘡病人不能多曬太陽，缺乏維他命 D，同時可能因關節痛而減少做運動等，這些都是病因；如果病人有煙酒習慣，就更易有此併發症。

譚教授引述數據，有 4%-23% 的紅斑狼瘡病患者出現骨質疏鬆，9%-29% 病人會引致骨折。如此看來，紅斑狼瘡病患者骨質疏鬆和骨折的機會率分別高達兩成和三成，算是常見併發症。但有關情況是可以預防的，例如醫生可以長期監測紅斑狼瘡病人的骨質健康數據，作骨質密度檢查、計算骨折率等，若屬高危或已發病者，或須服用治療骨質疏鬆藥物，或當病情緩解後，根據醫生指示減服類固醇和考慮其他免疫抑制劑；中危患者可服用預防骨質疏鬆藥物，低危患者建議每兩年作評估。長遠的預防方法則是根據醫生指示服用維他命 D 及鈣片、避免煙酒，並在紅斑狼瘡病情穩定後多做運動。

閉經

相對而言，閉經的併發現象並不常見，起因主要是長時間服用藥物環磷酸胺引起副作用，但近年已少用或只是短期使用此藥。若服用此藥引致閉經，可以轉用其他藥物，例如黴酚酸酯（Mycophenolate mofetil，簡稱 MMF）或硫唑嘌呤。

雖然主治紅斑狼瘡的藥物有機會引起併發症，但醫生最擔心病人因害怕藥物副作用而不跟指示服藥，因為醫生對病情和療法最為清楚。事實上，醫生也非常關注副作用的問題，就如譚教授指出，醫生會非常關注正在服用高劑量類固醇的病人，一旦病情減輕，必會盡量根據病情進度減藥。

紅斑狼瘡病人出現骨骼毛病的機會率

骨質疏鬆	骨折
4%-23%	9%-29%

（出處：Li EK, Tam LS, et al. J Rheumatol 2009;36:1646-52. Mok CC et al. Lupus. 2005;14（2）:106-12. Bultink IE, et al. Arthritis Rheum 2005;52:2044-50. Borba VZ, et al. Lupus 2005;14:529-33. Naganathan V, et al. Arch Intern Med 2000;160:2917-22. Almed K, et al. Arthritis Res Ther. 2010;12（4）:R153. Li EK, Tam LS et al. Br J Rheumatol. 1998 Apr;37（4）:405-10.）

長期服用類固醇病人的骨折機會率

長期服用類固醇病人 出現骨折的比率	長期服用類固醇人士較不服用類固醇人士 出現骨折的機會高出的倍數
30%	2.6 至 2.9 倍

（出處：Shaker J.L. et al. Endocrinol. Metab. Clin. North Am. 34,341-356
Van Staa TP et al. *Osteoporos Int* 2002; 13: 777.）

病症資訊
紅斑狼瘡的相關併發症

跟進監察

為甚麼要作跟進監察？（圖1）

很多紅斑狼瘡症患者的都會問：「這個病跟住我一世，我應該如何與它共存呢？」但隨着醫學進步，我們已可透過不同治療方案，有效地控制病情，將之對患者的影響，降至很低，而要做到這一點，最重要的是時刻監察病情，積極跟進治療。當中的原因有三：

第一，紅斑狼瘡的病情「時而活躍，時而平靜」，因此患者的病情即使已經緩解（remission），徵狀彷彿消失了，也應定時複診、檢查，防止復發。即使真的復發，在初期，一般只須較輕劑量的藥物，便可重新控制病情；當病情穩定後，亦可按情況減藥，甚至經醫護人員同意下停藥。因此，及早發現早期復發，可避免因病情日漸變得活躍，而需要「下重藥」。

第二，有些病情的變化，如腎炎及血小板過低症等，患者在早期時無法自行察覺，因此須透過定時進行驗血及尿液檢測，可以及早發現問題。

第三，除了監察病情的活躍性外，亦應按病情及藥物可能引致的併發症作出監察，包括適時跟進血管硬化及其他相關高危因素如血脂、血糖等。另外，骨質密度的檢查亦可減低骨折的風險；而服用金雞納

圖 1

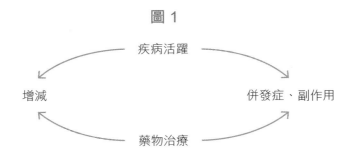

（Hydroxychloroquine）亦應按指示定時找眼科醫生作眼底及其他部份的檢查。

監察範疇

由於紅斑狼瘡是屬於系統性自身免疫系統疾病，即是説身體各個器官都可能受到影響，因此在監察病情方面，則需要從多方面作全面評估，包括詢問病徵、身體檢查、血液及尿液檢查，以及一些個別的顯像或特殊檢查等。

在國際學術研究中，會使用計分形式，量度病情活躍程度，常用指標包括 SLEDAI-2K 及 BILAG 等。SLEDAI-2K 是回顧評估當天前 30 天內不同的臨床及檢查情況，當中有神經系統、關節炎、血管炎、皮膚黏膜相關病變，血液（包括血清檢查 C_3 補體及抗 ds DNA 抗體）及尿液的異常等；而 BILAG 則分開八個不同的器官組織作評估（見表 1）。

值得一提的是，血清檢查在監察病情中的角色，頗為重要。

- ANA（抗核抗體）：主要於診斷病情時使用。
- Anti ds DNA（抗 ds DNA）：當血液中的抗 ds DNA 濃度上升，則代表病情較活躍；但正常的抗 ds DNA 水平卻未能完全排病情活躍的機會。
- Anti-ENA（抗可提取核抗原）：不會於監察病情活躍度中使用。
- C_3 及 C_4 補體：病情活躍時，補體水平會下降。

相信絕大部份人都明白「病向淺中醫」的道理，對紅斑狼瘡症患者而言，更可說是金科玉律，因為只要定期進行監察，便可預防或及早處理因病症或藥物而引致的問題，回復昔日正常生活。

圖 2：跟進監察的重要性

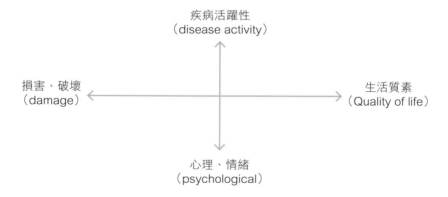

疾病活躍性
（disease activity）

損害、破壞
（damage）

生活質素
（Quality of life）

心理、情緒
（psychological）

表 1：病情活躍度評分系統

系統 1 SLEDAI-2K（30days）	系統 2 BILAG-2004
（8） Seizure （癲癇）	Constitutional 體質性
（8） Psychoses （精神錯亂）	Mucocutaneous 黏膜皮膚
（8） Organic brain syndrome（腦器質性綜合徵）	Neuro psychiatric 神經及精神病變
（8） Visual disturbance （視覺障礙）	Musculoskeletal 肌肉、骨骼
（8） Cranial nerve disorder （腦神經病徵）	Gastrointestinal 胃腸
（8） Lupus headache （狼瘡性頭痛）	Ophthalmic 眼睛
（8） CVA （腦中風）	Renal 腎臟
（8） vasculitis （血管炎）	Haematological 血液
（4） arthritis （關節炎）	
（4） myositis （肌炎）	
（4） urinary cast （管型尿）	
（4） ha （血尿）	
（4） proteinuria （蛋白尿）	
（4） pyuria （膿尿）	
（2） rash （皮疹）	
（2） alopecia （脫髮）	
（2） mucosal ulcer （黏膜潰瘍）	
（2） pleurisy （胸膜炎）	
（2） pericarditis （心包炎）	
（2） low complement （低補體）	
（2） increase DNA binding （DNA 結合上升）	
（1） fever （發燒）	
（1） thrombocytopenia （血小板減少）	
（1） leukopenia （白血球減少）	

（括號內數字代表此病徵出現所獲的分數）
4 分或以上代表復發（Have）分數愈高，代表病情愈活躍。

護理與治療

團隊各司其職（圖 1）

因為紅斑狼瘡症的病情可「大」可「小」、有活躍期亦有緩解期、可攻擊不同器官，且對生活不同範疇造成影響，因此治療時，經常涉及多個專職的醫護，包括：

（1）醫生：主要為風濕病科、皮膚科及其他專科（視乎受影響器官）。

（2）風濕科專科護士：提供教育及輔導，包括日常護理方案。

（3）物理治療師：提供運動及復康訓練。

（4）職業治療師：提供關節保護及訓練，並建議合適的輔助器具。

（5）營養師：提供飲食諮詢及體重管理。

（6）社工：提供情緒支援及輔導，包括自我管理課程。

（7）自助組織及其他志願團體：提供朋輩支援、病人服務和公眾教育。

圖 1：沿途有你！

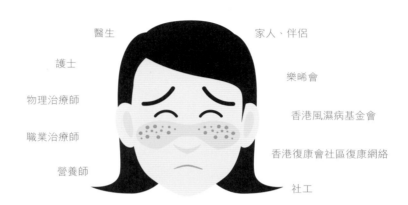

醫生　　　　　　家人、伴侶

護士　　　　　　　　樂晞會

物理治療師　　　　　香港風濕病基金會

職業治療師　　　　　香港復康會社區復康網絡

營養師　　　　　　　社工

治療原則及選擇

隨着醫藥的發展，治療方案和原則主要建基於科學事實、人體病理的認識，以及一些客觀（尤其是雙盲藥物醫學研究）對比評估和驗證。主流（西方）醫學的主要治療原則包括：

(1)「及早」、「有效」控制病情，以達至免除或減低身體各個器官的長遠破壞；

(2) 盡量使用「較少副作用」及「可監控」的治療方案。

而醫生安排不同治療方案時，主要按下列原則，以作依據：

i) 受影響的器官組織；

ii) 病況的活躍性、嚴重性及可逆轉性；

iii) 身體其他機能或疾病；

iv）考慮藥物／治療：根據客觀數據去了解其功效、監控其副作用、所需費用及過往經驗；

v）客觀的監察評估及跟進。

坊間有不少關於紅斑狼瘡症治療的資訊，但這些資訊究竟是否正確、有效或適合你呢？面對這些資訊，你應考慮以下因素：

i）獲悉有關治療方法的渠道：是否來自有信譽的醫學期刊、廣告、報刊文章、互聯網平台，抑或只屬坊間口耳相傳？

ii）報道或朋友口中的「治療成功」個案，病情是否與你完全相同？

iii）這些治療方案有否要求停止使用醫生處方的藥物？或為了避免「相沖」要減少或停止主要治療？而你有否與主診醫生商量？

iv）這些治療方案會令你無法均衡地攝取營養？

v）這些治療方案是否有適當的監管？提供資訊的一方有否向你披露相關副作用或風險？

vi）從經濟／金錢角度來看，這些方案是否物有所值（性價比）？例子包括坊間一些宣稱「天然」的治療方案，但卻沒有客觀科研實證，且收費昂貴。

生命非兒戲，在治療路上，我們希望你能走對每一步，因此當你作出任何治療決定時，一定要保持清醒、持平，並向醫護人員多作了解。（表1及圖2）

表 1：評估不同治療方案

客觀	Objective	主觀	Subjective
持平	Unbiased	渲染	Biased
科學	Scientific	傳統	Tradition
主流	Mainstream	偏方	Folk Rx

圖 2：健康投資者

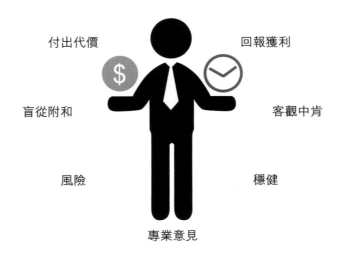

付出代價　　　　　　　　　回報獲利

盲從附和　　　　　　　　　客觀中肯

風險　　　　　　　　　　　穩健

專業意見

一些宣傳推廣可能會誇大主流治療的副作用或危險，從而推介宣稱自然、天然的方法，反而「勸告」患者放棄正統的治療方案。

在這個時候，我們建議各位停一停、想一想：這些宣傳推廣是否可靠？它所推廣的藥品又是否經過科研驗證、臨床研究？相反，醫生處方的藥物如「類固醇」，其實正是我們體內的荷爾蒙／腎上腺皮質激素，它豈不是最「天然」？故此，患者必要保持清醒，不要單一聽信推廣宣傳的信息。

非藥物治療

（1）健康教育：

病人自助組織和非牟利機構經常邀請不同的醫護人員，舉辦健康教育活動（如：講座、研討會等）及印製病症資訊單張和小冊子，目的是希望讓公眾對病症有一定的了解，希望令患者或其身邊人不會因對此症的誤解，而引起過份的憂慮；另一方面，這些教育活動加強了患者與這些組織間的連繫，讓患者得知如何尋求協助。

（2）輔導及情緒支援：

患病或為患者帶來情緒或精神上的困擾，而長期承受過度壓力，也會影響病情。因此，不少機構定期舉辦個人或小組的輔導活動，透過同路人的分享，有助紓緩患者情緒；此外，相關機構舉辦的自助課程也可令患者學習「與病同行」，包括一些生活小技巧，有助提升生活質素。

（3）皮膚護理：

患者需要塗防曬油以避免紫外光誘發病徵，一般建議患者盡量減少皮膚直接暴露於陽光之下，因此須避免在正午時段，進行長時間的戶外活動。患者也可戴闊邊帽子或使用防紫外光傘子阻隔陽光；在使用防曬油或護膚品時，防曬系數（SPF - Sun Protection Factor）須達 30 以上、PA 3+ 或以上，才能有效保護皮膚。

另外，患者的皮膚可能因不同的病況（如乾燥綜合症影響）而變得乾燥，因此應時刻採取護膚措施。

（4）食得健康：

當病情活躍時，患者或會因食慾不振而變得消瘦；使用類固醇作治療時，則有機會令患者食慾大增，引致肥胖；另外，由於患者須避免暴曬，減少接觸陽光，維他命 D 的水平或會因而不足；而疾病本身亦會令身體流失蛋白質、使用藥物則可致令鈣質流失及電解質失調。以上種種，都有可能影響患者的健康，因此患者應與營養師商討，透過調整飲食，來補充不足的營養。

（5）復康治療：

當病情活躍時，免疫系統會攻擊關節，令活動變得困難，甚至會影響心肺功能，導致體能下降。有需要的話，患者可透過物理治療和職業治療，進行復康訓練，重拾活動能力。

i）物理治療

由於關節疼痛，不少患者會減少運動，以及盡量避免使用受影響關節。
然而，如此一來，反而會令關節因長時間欠缺活動而退化、僵硬及肌肉
無力等，進一步令病情惡化。因此，物理治療師會因應患者的病情及關
節狀況，設計合適的運動方案，助患者減痛及提升活動能力。

適合紅斑狼瘡症患者進行的運動可分為三大類：
- 伸展運動：改善關節僵硬情況，加大活動幅度。
- 肌力強化運動：幫助患者強健骨骼，增加肌肉力量。
- 帶氧運動：改善患者心肺功能。

ii）職業治療

職業治療主要協助患者提升日常自理能力和生活技巧，重整生活模式，
減低病症帶來的困擾，讓患者能重投家庭、工作及社會上的崗位。職業
治療師會按患者的病情和能力，教授保護關節、使用關節的方法，避免
和減低關節出現變形。職業治療師亦可能建議患者使用不同的輔助工
具，處理日常生活所需，減低關節的損耗。

藥物治療

（1）止痛藥 （analgesia）

關節或相關組織疼痛時可使用：
- 撲熱適痛 （paracetamol）
- 曲馬多 （tramadol）

神經線炎或纖維肌痛所導致的痛症可使用：

- 抗癲癇藥 （anticonvulsant）例如：gabapentin, pregabalin。
- 抗抑鬱藥 （antidepressant）例如：tricyclic antidepressant, duloxetine。

（2）非類固醇消炎止痛藥（NSAID）

可分為傳統的 NSAID 及 COX-2 特異阻斷劑，此類藥物除可止痛外，亦可控制炎症（如關節炎、漿膜炎等）。

- 傳統 NSAID ： ibuprofen, naproxen, indomethacin, diclofenac, piroxicam。
- COX-2 特異阻斷劑： celecoxib, etoricoxib。
- COX-2 特異阻斷劑能減少腸胃潰瘍和不適，但仍要留意血壓、腎功能、水腫及心臟功能等。

（3）類固醇 （Steroid）

類固醇藥物可分為長效或短效，以及口服、注射或外塗。患者因應病情所需，使用不同的劑量。

- 超高量： 500mg 或 1,000mg 靜脈注射
- 高量：每天 1mg/kg
- 中量：每天 0.5mg/kg
- 低或生理劑量： 10mg 或以下

在大部份情況下，類固醇的副作用與所用劑量成正比，故當急性病況得以控制後，便應按情況逐步減量，減少副作用。另外，有些中藥的抗炎療效，是透過垂體腎上腺的激素系統所產生，根據研究顯示，中藥甘草

亦帶有糖皮質激素及鹽皮質激素作用。

使用類固醇藥物時，應注意電解質流失、骨質疏鬆、血糖、血脂，以及血壓控制等問題。另外，經常使用類固醇的人士，傷口癒合速度較慢，所以必須注意感染問題。值得留意的是，若於短時間內（一至兩個月）使用高劑量類固醇或會引致骨枯。

（4）**抗瘧疾藥** （antimalarial drug）

這類藥物俗稱為「金雞納」，用於治療紅斑狼瘡症，已有超過一百年歷史。而在內地，則被為「紛樂」。以往，大部份醫院使用抗瘧疾藥氯奎（Chloroquine）(250mg 一粒)，現則轉用硫酸羥氯喹啉（Hydroxychloroquine)(200mg 一粒)。雖然此藥較貴，但副作用較少。

硫酸羥氯喹啉（Hydroxychloroquine）用於治療紅斑狼瘡症的好處包括：
- 有體質性徵狀、皮膚及關節相關問題的患者，抗瘧疾藥是理想的藥物選擇；
- 可以減少復發次數及減輕復發時的嚴重程度；
- 減少血管栓塞的併發症；
- 減少長遠的器官（如腎臟）破壞；
- 對血脂水平有輕微改善的效果；

- 有研究顯示，若在受孕前及懷孕期間持續服用，可減低嬰孩受抗 Ro 或抗 La 抗體攻擊引致先天性心臟傳導阻滯（congenital heart block）。

硫酸羥氯喹啉（Hydroxychloroquine）的副作用較輕，如腸胃不適、作悶、頭痛、暈眩等，而嚴重副作用則較罕見。個別病人的皮膚會出現色素轉變，約一成病人的皮膚則會出現敏感性斑疹。

數據顯示，相比起傳統的氯奎（Chloroquine），硫酸羥氯喹啉（Hydroxychloroquine）導致心臟、肌肉變化、眼底病變等的機會，明顯減少。研究指出，即使使用硫酸羥氯喹啉（Hydroxychloroquine）長達五至七年，亦只有千分之三機會出現眼底病變，若能把劑量控制在一定水平下，風險更低（例如以理想體重為 6.5mg/kg/ 天）。定期的眼底檢查，亦可以在視力受影響前，及早發現，以保視力。

（5）免疫調節 / 抑制藥物
免疫調節藥物主要用於以下情況：
- 一些重要的器官受到「攻擊」時，包括腎、神經系統、心臟、肺部等。
- 採用了金雞納或低劑量類固醇後，體質性徵狀或關節皮膚等仍然不受控。
- 替代類固醇藥物，或輔助類固醇藥物，以減少其用量 （Steroid sparing drug）。

i) 霉酚酸醋 （mycophenolate, MMF）

本用作抗排斥藥，近年已被廣泛應用到紅斑狼瘡症的治療之上，尤其是狼瘡腎炎。常用的劑量為每天早晚各 1g，於病情改善後逐步降至早晚各 500mg。

在治療活躍的第四類腎炎，相比靜脈注射環磷酰胺，MMF 的療效相若，但副作用（如脫髮或收經）卻較少。而在緩解期或鞏固期，MMF 則較硫唑嘌呤更有效減少復發。

副作用方面，較常見的多為腸胃不適，如腹痛、作悶、作嘔、腹瀉等。患者可向醫生反映，了解可否調低劑量，以改善情況。另外，約一成病人會出現較嚴重的感染，因此用藥期間亦要監察白血球、肝臟、腎功能等。

ii) 硫唑嘌呤 （azathioprine, AZA）

硫唑嘌呤主要用作代替類固醇（Steroid sparing drug），或作環磷酰胺的後續鞏固治療。它的作用機制是透過對體內的嘌呤製造過程，產生免疫抑制作用。常用的劑量為每天 2mg/kg。

副作用主要為腸胃不適，約 12% 患者會出現作悶或嘔吐，約 1/4 則會出現白血球偏低或肝酵素上升的情況，增加感染風險。研究顯示，若體內 TPMT 酵素偏低或缺乏，會增加白血球下降及骨髓的抑制，所以患者應按個別情況，安排驗血，以檢查 TPMT 的活躍度。值得一提是，若患

者同時使用降尿酸的藥物（如 Allopurinol 或 Febuxostat），也會明顯增加抑制骨髓的風險。

iii）環磷酰胺（Cyclophosphamide, CTX）

環磷酰胺是一種較強的免疫抑制劑，曾有研究顯示，其藥性與中藥中的雷公藤（又稱昆明山海棠）相似。環磷酰胺主要影響去氧核醣核酸（DNA）的製造，抑制細胞分裂。它主要用於一些較嚴重的併發症，如腦炎、嚴重的腎炎、肺出血及脊髓炎等。

使用方法可分口服（每天約 1-2mg/kg）或靜脈注射（每兩星期一次 500mg x 6 次；500-1,000mg/m^2 身體面積每一個月一次 x 6 次）。若採用靜脈注射，體內的藥物累積量會較低，導致的副作用亦較少。
常見的副作用包括腸胃不適（如作悶、作嘔）、出血性膀胱炎、白血球降低、脫髮、月經異常以致閉經或感染等，長遠而言，則可能輕微增加患膀胱癌的風險。

iv）環孢素 A（Cyclosporine A, CYCA）及同類他克莫司（Tacrolimus）

以往，此類藥物是用於減少排斥，主要是減少 T 細胞相關的活化等。他克莫司（Tacrolimus）是較新的藥物，價錢亦較貴，常用的劑量為：

| 環孢素 A（cyclosporine A） | 每天 2.5mg -4mg/kg |
| 他克莫司（Tacrolimus） | 每天 0.1mg-0.2mg/kg |

此類藥物較常用於第五類（膜性）腎炎個案，副作用包括血壓高、手震、腸胃不適、腎功能異常、三酸甘油脂上升，以及感染等。使用他克莫司（Tacrolimus）時，必須注意控制血糖水平；而環孢素 A（Cyclosporine A）則有機會令毛髮增加等。

v）甲氨蝶呤（methotrexate, MTX）

甲氨蝶呤是用於治療類風濕性關節炎的重要藥物，主要針對葉酸，繼而影響 DNA 的製造等。當紅斑狼瘡症的患者出現活躍的關節炎時，它是金雞納以外的另一選擇。常用的劑量是每星期 0.3mg/kg，只需每星期服用一次。

甲氨蝶呤的副作用包括口腔潰瘍、腸胃不適，以及個別情況下有白血球偏低及肝酵素升高等，患者可以在服用 MTX 後一至兩天服用葉酸，以減少以上的副作用。

（6）生物製劑

由於近年醫學界對紅斑狼瘡病症有更深入的認識，因而研發了針對性的生物製劑。由於紅斑狼瘡症患者的 B 細胞特別活躍，故藥物研究亦是從此方向着手。

- Belimumab 是美國食物及藥物管理局（FDA）核准用於治療紅斑狼瘡症的生物製劑，主要透過阻止細胞素（Blys）與 B 細胞的受體結合，繼而減低 B 細胞活躍程度。使用方法是首三次每次相隔兩星期，往後便每四星期一次靜脈注射（每次劑量為 10mg/kg）

與狼共舞
紅斑狼瘡症的護理與治療

較常見副作用包括注射反應（約 17%）、過敏（13%）、作悶（15%）、腹瀉（12%）等。

- Rituximab 暫沒仍未獲得正式的核准，只是某些個案報告提及一些臨床應用實例，而在兩個隨機對比研究中，亦未見 Rituximab 與傳統藥物有明顯分別。Rituximab 主要是針對 B 細胞上的 CD20 抗原，而達致清除 B 細胞的療效。一般是兩次 1,000mg 的靜脈注射，兩次相隔兩星期。

  副作用包括注射反應（約 10%-30%）、頭痛、發燒、發冷及腸胃不適等。

（7）其他相關治療

在個別情況下，可靜脈注射免疫球蛋白（IVIG）；此外，在一些特殊病例中，也可進行血清透析 （Plasmapheresis）；過往，亦有患者接受骨髓移植（自體）等，但這是一些相當罕見的例子。

（8）輔助治療

紅斑狼瘡症本身及藥物治療均有機會增加患者出現高血脂、骨質疏鬆以及感染等的情況，因此患者或須同時以不同方式，改善這些問題。

i）高血脂：

- 應控制飲食，營養師可以給予適當的意見；
- 服用降血脂藥。

ii）骨質疏鬆

- 特別注意鈣質、維他命 D 的攝取；
- 進行負重運動、平衡鍛煉；
- 進行家居運動，以預防跌倒；
- 採用針對性地提升骨質密度的藥物如雙磷酸鹽、活化維他命 D、副甲狀腺素、Denosumab 等。

iii）感染預防

- 保持家居清潔、空氣流通；
- 保持個人衛生、勤洗手；
- 保持飲食衛生、避免容易滋生細菌的食物；
- 接種預防疫苗（如流感疫苗、肺炎鏈球菌疫苗），患者可先詢問主診醫生的意見。

生育與遺傳

大部份紅斑狼瘡症患者均是正值生育年齡的婦女，故家庭與生育計劃也是診症時經常討論的話題，在討論此題目時，醫生主要會與女性患者分析疾病及藥物對孕婦及胎兒的影響，讓她們作出更佳的家庭計劃。（圖 1）

圖 1

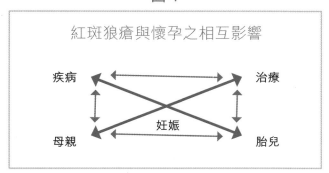

首先，我們希望更正一些常見的錯誤想法，包括有些患者以為為了避免影響胎兒發展，可不顧病情，自行暫停服用醫生處方的藥物。然而，研究發現，真正傷害胎兒、引致死產或早產的原因，往往並非藥物的副作用，而是活躍、不受控制的紅斑狼瘡症（表 1），而抗磷脂抗體亦會增加小產及早產的風險。

表 1

	高活躍病情 n=57	低活躍病情 n=210	P
流產	4 （7%）	15 （7%）	0.99
早產	28 （49%）	55 （26%）	0.0009
死產	9 （16%）	10 （5%）	0.0083
足月生產	15 （26%）	127 （61%）	<0.001

取自 Clowse ME et al., Arthritis Rheum, 2005:52:514-21.

值得一提的是，若女性患者正服用亞士匹靈或抗凝血藥的患者，在血液中帶有抗 Ro 及抗 La 抗體或可引致短暫性初生嬰兒狼瘡症或永久性先天心傳導阻滯，因此帶有此抗體的孕婦，便需要接受較頻繁的產前檢查。另外，近年亦有研究顯示，在懷孕前及期間服用金雞納（Hydroxychloroquine），可減低胎兒出現併發症的機率。

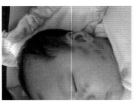
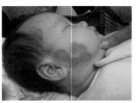

患有紅斑狼瘡的孕婦比一般孕婦較常出現妊娠高血壓及子癇，若加上肺動脈高血壓、嚴重循環系統問題如心肌栓塞（冠心病）及中風等，便令她們的風險進一步增加。免疫系統在懷孕期間出現變化，亦可能會導致病情反覆；若懷孕前病情穩定甚至緩解超過六個月以上，在懷孕期間病情反覆的機會則跟其他病患者無異。

一般而言，在懷孕期間，大部份治療紅斑狼瘡症的藥物仍然是必須，而且相當安全的，但部份藥物則必須在懷孕前停止服用，包括：甲氨蝶呤（methotrexate）、霉酚酸酯（mycophenolate mofetil）、環磷酰胺（cyclophosphamide）；而非類固醇抗炎藥（NSAID）則應在妊娠後期（懷孕第 29-40 週）停用。

懷孕的患者可繼續服用有助減輕關節炎的藥物金雞納，因如上文所言，金雞納不但可減少初生嬰兒先天心臟傳導問題，更可減低紅斑狼瘡症於孕期間的復發風險，對胎兒及孕婦利多於害。另外，低量類固醇亦是安全的，但若所使用的劑量是中至高，則應留意有否出現妊娠糖尿、高血壓及感染預防等問題。

此外，產後護理亦不容忽視，因為產後的壓力、工作量、荷爾蒙的改變以及餵哺母乳等因素，均有可能令病情活躍，因此適當的跟進、反覆檢查是不可或缺的。若患者希望餵哺母乳，則需與醫生小心審視病情，並按情況調校藥物份量。（參考表 2）

表 2

	懷孕婦女 *	哺乳 **
撲熱息痛（Paracetamol）	✓（C）	✓
非類固醇抗炎藥（NSAID）	懷孕第 1-28 週（C） 懷孕第 29-40 週（D）	✓ （ibuprofen 等）
類固醇（prednisolone）	✓	✓ （20mg 或以下）
金雞納（hydroxychloroquine）	✓	✓
硫唑嘌呤（azathioprine）	病情需要可選用（D）	建議避免
環孢素（cyclosporine）	病情需要可選用（C）	建議避免
甲氨蝶呤（methotrexate）	引致畸胎（10%）（X）	避免
霉酚酸酯（mycophenolate）	引致畸胎（25%）（D）	避免
環磷酰胺（cyclophosphamide）	引致畸胎（>20%）（D）	避免

*FDA pregnancy classification

（C）動物試驗顯示對胎兒有不良影響，但沒有孕婦參與相關的對照組研究。部份藥物尚未做過動物試驗及人體試驗。屬於此等級的藥物，只能由醫生以經驗判斷，在對胎兒的潛在利益大於潛在的危險的前提下使用。

（D）有足夠的證據顯示對胎兒有危險性，但評估此類藥物對孕婦有益。

（X）動物或人體試驗均顯示會造成胎兒異常，對胎兒有危險性，孕婦應避免服用此類藥物。

** 參考 American Academy of Paediatrics

有關紅斑狼瘡症患者懷孕的常見謬誤

✘ 不能生育	✔ 受孕率跟一般人一樣
✘ 病情必定加重	✔ 只要先控制病情及定期監察
✘ 停藥對胎兒最好	✔ 適當用藥，病情穩定才是最好
✘ 不能哺乳	✔ 可以哺乳但需留意使用的藥物是否適合

產前 Checklist 1,2,3

☐ 跟主診醫護商討

☐ 穩定病情有六個月以上

☐ 改藥、調藥

☐ 評估心、肺及腎臟功能是否合適

☐ 檢查抗 Ro 及抗 La 抗體、抗磷脂抗體

☐ 服用葉酸（Folic acid）

☐ 吸收足夠鈣質及均衡營養

☐ 戒煙、少酒

☐ 定時運動，保持良好體能

☐ 適當休息

病症資訊
生育與遺傳

社區資源

樂晞會

樂晞會（Hong Kong Lupus Association）是由一群患有紅斑狼瘡的病患者合力組織起來的病人自助組織，於 1988 年成立，並於 1990 年獲得稅務局批核成為豁免繳稅慈善團體及信託團體。

成立主要目標是希望以過來人身份去關懷及支援同路人，使更多公眾人士認識此病，喚醒公眾人士對此病的關注，以及如發現患上此病時應如何處理及面對。而組織宗旨是發揮病友間「自助、助人」之共濟精神，提高病友間的士氣，共同為疾病奮鬥；協助遭受疾病打擊的個人、家庭坦然地面對疾病，促進病患者與家屬間之溝通和適應。

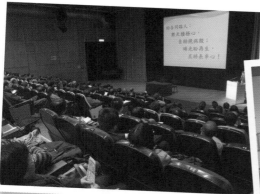

樂晞會定期舉辦不同的健康資訊講座

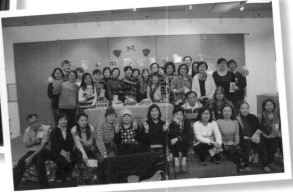

樂晞會舉辦的生日會，讓會員能聯誼及促進感情。

加深認識　釐清謬誤

除了讓公眾人士認識紅斑狼瘡之外，讓病患者加深對此病的認知及了解，排除對此病的不實謬誤更為重要，如「紅斑狼瘡是不會傳染的」、「紅斑狼瘡不是在皮膚上生一粒粒瘡」等，因此樂晞會舉辦不同的醫學講座、醫患交流分享會、社區教育及推廣，出版刊物「樂晞園地」提供疾病資訊、護理常識、藥物資訊及最新治療等，希望透過不同的媒介向社區大眾推廣樂晞會，令更多相關的病患者認識社區上有相關的組織可以提供支援。

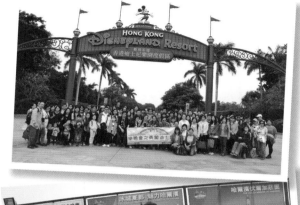

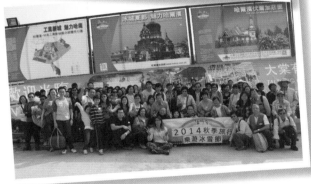

安排旅行讓病友及其照顧者可出外郊遊，欣賞大自然美景及呼吸清新空氣，舒心減壓、釋放情緒。

凝聚病友　助人自助

另外，為鞏固病友間的凝聚力、促進彼此的友誼、加強病友間在社區裏互相聯繫及支援，樂晞會會舉辦不同形式的活動，如會員大員，讓會員藉此機會

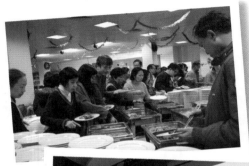

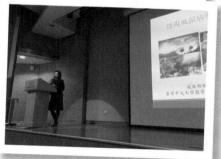

互相認識；舉辦迎新分享會及會員生日會，除了聯誼及歡樂派對外，亦邀請風濕專科醫生或專職醫護人員等出席，為大家帶來簡單易明的病科資訊；安排旅行讓病友及其照顧者可出外郊遊，欣賞大自然美景及呼吸清新空氣，舒心減壓、釋放情緒，增進病友及其照顧者的感情及加強溝通；以及舉辦多樣化的運動班及興趣班，強化身體，加強溝通能力，引發病友不同的潛能，學習後更可轉換角色擔當義務導師，達至助人自助的目的。

樂晞會服務對象是患有免疫系統病的病人，當中主要包括系統性紅斑狼瘡、硬皮症、乾燥綜合症、脈管炎及其他患有自體免疫系統疾病的病人（類風濕關節炎及強直性脊椎炎除外）。雖然以系統性紅斑狼瘡的病人佔最大部份，但樂晞會也盡量照顧到不同病症的病友，定期為他們舉辦專門的活動。

「樂心獻關懷，晞光存盼望」──樂晞會希望用我們的心去關懷每一個病友，給他們找回光線和盼望。

與狼共舞
紅斑狼瘡症的護理與治療

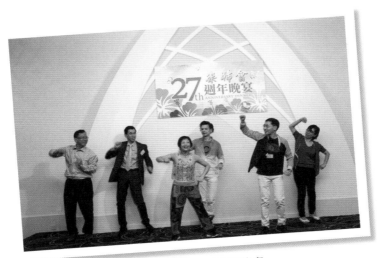

樂晞會一年一度的週年晚宴

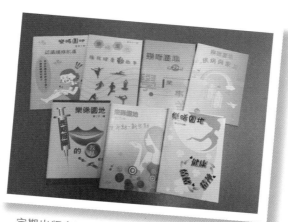

定期出版會訊《樂晞園地》提供疾病及藥物資
訊、護理常識等。

社區資源

香港風濕病基金會

香港風濕病基金會於 2001 年 10 月成立，致力進行公眾教育，目的是提高香港市民對常見風濕關節病的認識和關注，以及改善病患者的健康及生活質素。基金會由一班熱心的醫護人員、社會工作者、商界人士等不同背景的義工組成，轄下有多個委員會，由不同的專業人士帶領推行不同的工作，包括：病患者支援基金委員會、健康教育委員會、財務及籌募委員會及科學研究委員會等。

單靠捐款運作

基金會作為一個非牟利慈善組織，經費全靠公眾捐款支持，並未得到政府資助，因此每年皆會舉辦不同的籌款活動以籌募經費。過往曾得到不同的團體及機構支持，舉辦不同類型的籌款活動，包括得到八和會館支持的慈善粵劇籌款晚會、香港愛樂團的「悅動心靈」音樂會等。

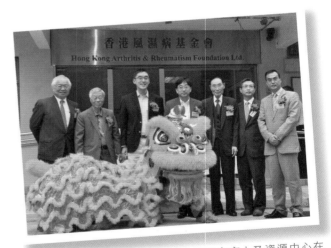

香港風濕病基金會位於南山邨的賽馬會病人及資源中心在 2012 年開幕

與狼共舞
紅斑狼瘡症的護理與治療

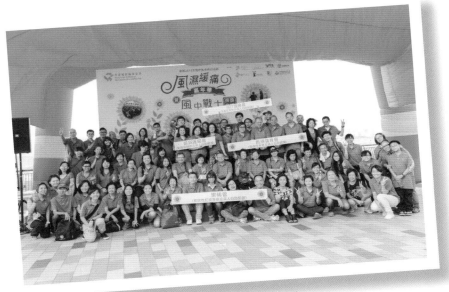

2014 年的「風濕緩痛嘉年華」

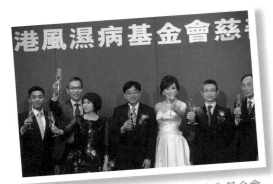

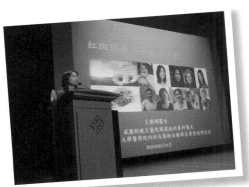

基金會與復康會及樂晞會合辦健康講座

「萬眾關懷風濕病慈善晚宴 2015」為基金會
籌募經費

社區資源

基金會亦設立了多個支援基金，包括：

- 風濕病患者支援基金——為有經濟困難的病患者提供直接經濟援助，購買自費藥物、復康用品及進行家居改裝；
- 風濕病患者緊急援助基金——希望能為病患者解決燃眉之急；
- 風濕病患者活動資助計劃——贊助及鼓勵不同組織多舉辦各類康樂活動，讓病患者能融入社會，以保持身心健康；
- 風濕病患者昂貴藥物支援計劃——基金會更與不同藥廠合作，為有需要使用指定自費昂貴藥物治療、但有經濟困難的患者提供藥費優惠，使病人可以得到需要的藥物作治療。

透過公眾教育提高關注

公眾教育工作方面，基金會在每年的 10 月舉行大型活動以響應 10 月 12 日的「國際風濕病日」。近年在各區舉辦「風濕緩痛嘉年華」，以嘉年華的歡樂氣氛，透過攤位遊戲、資訊展覽、健康檢查等，以帶出風濕病的資訊及治療方法，並希望能提高大眾的認識及關注。

風濕病的種類繁多，基金會每年皆會舉辦講座，讓公眾及患者能得到最新的病症資訊。而紅斑狼瘡會影響身體不同的器官，故此講座的題目亦會針對不同主題，包

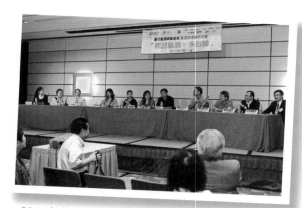

2010 年的風濕病患者研討會「探討風濕．多面睇」

與狼共舞
紅斑狼瘡症的護理與治療

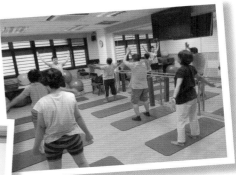
基金會開辦的伸展運動課程

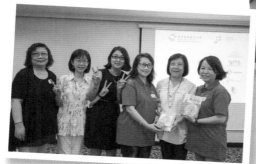
與台北的紅斑狼瘡病人自助組織「思樂醫之友協會」會面及交流

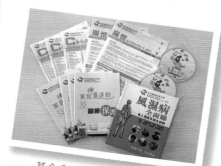
基金會出版的刊物及光碟

括：紅斑狼瘡與骨質疏鬆、兒童與成人的紅斑狼瘡、拆解「血」密碼、紅斑狼瘡與懷孕、紅斑狼瘡與子宮頸病變、紅斑狼瘡的皮膚護理等，希望能為患者帶來全面的信息。

另外，出版小冊子及書籍亦是讓正確的風濕病資訊流傳的方法，所以基金會在2012 年出版《風濕病全面睇》，以及在奎 2017 年陸續更新病科資訊小冊子。

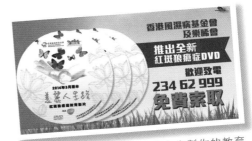
香港風濕病基金會與樂晞會合作製作的教育資訊光碟「美麗人生路」

社區資源

開辦不同服務予患者

患者服務方面，日常關節保護對患者非常重要，因此基金會在 2012 年開設職業治療師諮詢服務，為病患者提供建議以改善病情，及協助病患者購買所需的康復支架或輔助儀器。而運動對於紓緩關節痛楚及強化心肌功能扮演一個重要角色，有見及此，基金會開辦在 2008 年開展水療練習課程及在 2012 年開辦伸展運動課程，以教授適合患者的運動，讓他們能長期練習，從而達到基金會的宗旨——改善患者病情及生活質素。

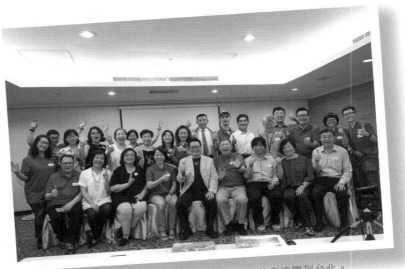

2016 年 5 月，香港風濕病基金會舉辦海外交流團到台北。

與狼共舞
紅斑狼瘡症的護理與治療

病者、醫護
深情分享

「我知道要更把握生命。」

——專訪藝人杜小喬

被網絡「巴打」、「絲打」暱稱「娘娘」的杜小喬原是一位平凡學生，豈料在無心插柳的情況下，拍攝網絡短片，竟一炮而紅，變身網絡紅人。自此，各類網上影片、廣告、模特兒等工作接踵而來。杜小喬坦言，雖然工作

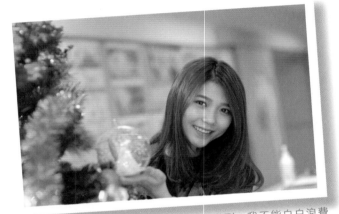

「別人可以樂觀面對，我相信我亦能做到，我不能白白浪費生命，要好好享受生活，把握生命。」

機會不斷，但她個性內斂、慢熱，未能適應排山倒海的幕前工作，令她一度感到難以喘息。

出差日本前面對工作壓力

未懂得紓解壓力的小喬，身體終響起警號。她憶述於 2014 年，她正在籌備遠赴日本拍攝工作，工作壓力相當繁重，就在這時，她感到身體各部位出現異樣，「首先是手和關節都很疼痛和繃緊，難以移動；然

與狼共舞
紅斑狼瘡症的護理與治療

後是腰背痠痛，根本無法入睡；其後發現頭髮亦開始掉落⋯⋯起初我都不知自己患病，還以為是過於操勞所致」。

然而，完成拍攝工作，情況亦未有改善。起初，她以為是水土不服，直至一晚，她的雙腳和小腿突然腫脹起來，至平常的兩倍半，連鞋也穿不下，她才急忙看夜診。如今，她回憶起來，仍然心有餘悸，「當時不知發生甚麼事，只知道被轉介到急症室，好幾名醫生圍着我抽血，留院的 24 小時裏，抽了 30 支血；

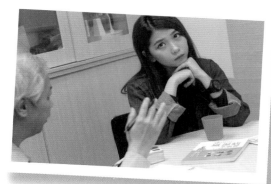

小喬接受訪問時，回想當初患病的情景，還以為是過於操勞所致。

還要抽取腎組織、驗尿等。報告最終顯示，我患上了紅斑狼瘡症」。

當時醫生向她解釋，若服用治療紅斑狼瘡症的類固醇藥物有機會導致容貌改變，更可能會影響生育能力。小喬芳華正茂，得知這個突如其來的噩耗，心情難免大受打擊。

病發初期，小喬的病情非常不穩定，頻頻進出醫院，紅斑狼瘡指數時高時低，需要不斷調整藥份。當時，她的身體相當虛弱，發病期間她更曾經「生蛇」，可謂雪上加霜。她接受了長達九個月的治療後，病情才終於穩定下來。

病者、醫護深情分享
「我知道要更把握生命。」──專訪藝人杜小喬

自己是病者，但不是病人

紅斑狼瘡症治療可謂一場「長期抗爭」，但小喬知道自己不能讓情緒一直處於低谷，因此她開始學習接受自己患病的事實，適應生活上的改變。她在訪問中不時提到，若接受自己患病的事實，內心便有所轉變。不過，她時刻提醒自己「我是病者，但不是病人」，避免讓自己投入病人角色，一味自怨自艾，從而慢慢懂得愛護自己、善待自己。

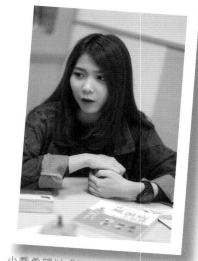

小喬希望以「過來人」身份分享及鼓勵更多患者

在日常生活上，她開始採取不同措施以維持健康，「由於紅斑狼瘡患者對陽光非常敏感，因此要避免曬太陽，如果遇上外景拍攝，我會每隔三、四小時便塗上防曬用品，保護皮膚。」

自認饞嘴的小喬在飲食方面亦開始懂得自制，以保持營養均衡。「以往我想吃就吃，但如今我會盡量根據身體需要而吃，例如每天限量地吃兩至三克肉類，以減少蛋白質攝取量；此外還要少鹽、少喝冷凍飲品、避免吃楊桃等。另一方面，要多吃蔬菜，有需要時則額外服用鈣片及其他維他命補充品。」

杜小喬感激粉絲、家人和同事的支持及愛護；現在，她會因應身體狀

況而接洽工作，幸好不少客戶亦體諒及支持她，小喬亦不負所望，對每項工作都是全力以赴，更希望藉着自己的經歷，宣揚正能量。

樂意與別人分享經歷

作為一名藝人，顧忌自然特別多，因此在發病的首兩個月，她並沒有向外界披露病情，但當她想到可能有更多人正受紅斑狼瘡症的困擾，她便希望以「過來人」身份分享及鼓勵更多患者，故此小喬最終選擇在 Facebook 上留言。幸運地，她得到大批粉絲及網民的支持及鼓勵，令她非常鼓舞，因而更樂意分享患病經歷，希望能讓公眾認識及了解紅斑狼瘡症。

小喬眼見有不少藝人都患有此症，但仍然一直努力工作；有些五、六十歲的病友接受治療多年，卻不曾氣餒；有些女患者甚至可以生兒育女，她便知道患病並不是絕路，樂觀及正面的態度是抵抗疾病的最佳方法。

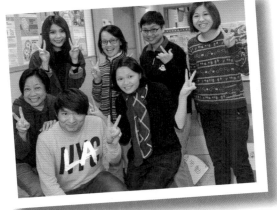

「別人可以樂觀面對，我相信我亦能做到，我不能白白浪費生命，要好好享受生活，把握生命。」

「讓別人從我身上，
看到生命的彩虹。」

——專訪葉潔芯

25 歲的葉潔芯（Rainbow）
個子嬌小、樣子甜美、常
臉帶笑容。驟眼看，斷斷想不
到看似弱不禁風的她，原來是一
名紅斑狼瘡症「女鬥士」，自小
學開始已與病魔對抗。

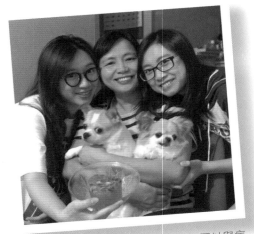

家人的支持及愛護，讓潔芯（右一）可以與病
症對抗。

小五發病　病情反覆

像潔芯般自兒童期已患病的病人
並不罕見，資料顯示，估計現時
本港平均每一千名兒童中，便有
一名患有某類慢性（即持續性）兒童風濕病。在整個兒童階段中，男
童女童的發病率相若，而最早的發病年齡僅一至兩歲[1]。

1　少年青風會，http://www.hkpra.org/content/get_content/103。

與狼共舞
紅斑狼瘡症的護理與治療

潔芯於小學五年級時發病,當時,她忽然暴瘦,幾個月後只剩下 17 公斤,又經常發燒、關節痛、全身乏力、面頰後來更開始出紅斑。看到小小的潔芯飽受苦楚,家人非常擔心,決定帶她求診。

在臨床診斷中,醫生初步懷疑潔芯患上兒童類風濕症,經過三個月治療,病情仍然相當反覆,於是醫生建議她入院接受進一步檢查。潔芯憶述這是她第一次住院,然而當時年紀小、父母親不能長伴左右,使她感到非常徬徨。經過約三星期住院檢測後,醫生最終確診她所患的是兒童紅斑狼瘡症。

確診後,潔芯隨即接受療程,當時醫生為她處方口服及針劑藥物,然而,藥物的副作用使她容易疲倦、腸胃不適,體型甚至開始改變。由於藥物令她發胖,令她遭受同學取笑,使她一度失去自信。

因患病而更積極

幸好,懂事的潔芯並沒有受病魔擊倒,反而比發病前更用功讀書,又主動要求學習鋼琴,後來更參與教會事奉。如是者,多年來,潔芯一邊接受治療,定期複診;一邊積極投入學業、課外活動、教會生活。直至中二、三,潔芯的病情終於穩定下來,日常生活與正常人無異,甚至比身邊同齡友人更為充實,家人因而感到相當安慰。

畢業後,潔芯考慮到自己的身體狀況和工作興趣,最終選擇成為一位鋼琴老師,「患病後,身體較容易疲倦,幾乎每天都需要午睡,充一充電,

病者、醫護深情分享
「讓別人從我身上,看到生命的彩虹。」——專訪葉潔芯

鋼琴老師的工作時間較有彈性，正好迎合我的需要；加上興趣所在，可算是『寓工作於娛樂』，工作壓力自然大減。」

面對病情，潔芯多年來得到家人無限量的支持，她笑言「其實我係好幸運的人」，「這麼多年來，我遇過不少像我這樣的個案，家長普遍不認識紅斑狼瘡症，面對孩子的病情時顯得束手無策，連帶整個家庭也很無助」。她又慨嘆社會對紅斑狼瘡症的支援貧乏，患者往往無法申請政府津貼，妨礙治療進度。

成立「關注兒童紅斑狼瘡症小組」

潔芯關注到不少患者都相當缺乏資源，決定挺身而出，與一眾有心人，於 2014 年成立「關注兒童紅斑狼瘡症小組」，希望喚起社會對兒童紅斑狼瘡症的關注。幸運地，目前小組已有十多名小組成員，更得到不少醫生支持，自願協助小組進行紅斑狼瘡症的教育工作，亦不時在醫院病房和社區舉辦活動，例如分享會、旅行等。於 2015 年，「關注兒童紅斑狼瘡症小組」更舉辦了小型音樂會，名為「鼓舞了我·音樂會」（YOU RAISE ME UP CONCERT），希望藉着音樂表演，響起社會大眾對紅斑狼瘡症的認識。

有宗教信仰的潔芯認為紅斑狼瘡症是上帝給她的課題，希望藉着她的生命感染其他人。正因如此，她對推動關注紅斑狼瘡症，不遺餘力，亦不忌諱與人分享自己的抗病歷程。至今，她已接受過不同的媒體訪問，例如 NOW TV《杏林在線：治療紅斑狼瘡》、《健康創富》雜誌訪問等，

希望以自身患病經歷來喚醒大眾對此疾病的關注。

聽完潔芯的故事，你會發現外表弱小的她，內心卻是非常強大，「我希望我可以人如其名，讓別人從我身上，看到生命的彩虹」。

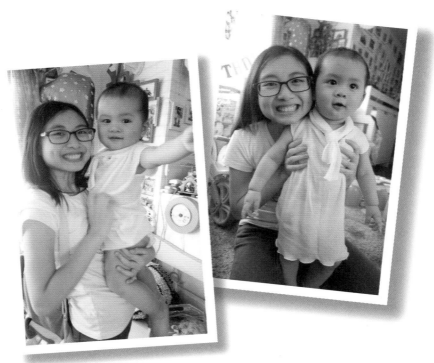

嬌小可人的潔芯，看似弱不禁風，內心卻是非常強大，希望別人能從她身上，看到生命的彩虹。

與紅斑狼瘡症的戰爭

——專訪莫美鳳

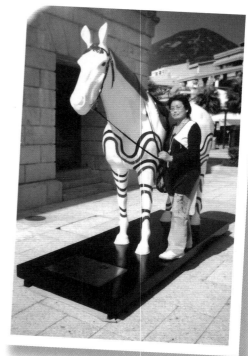

昔日美好時刻的莫美鳳

與紅斑狼瘡症同行三十年的莫美鳳，全身多個不同器官都曾受紅斑狼瘡症影響，先後接受大大小小的手術 30 次，目前更要面對失明的威脅。幸而，憑着信仰和同路人的關懷及支持，美鳳仍然勇敢、積極地過着每一天。

美鳳出身於一個複雜的家庭，幼年時被人收養，小學讀書成績優秀，又長得漂亮動人。但到了中學時期，她開始變得反叛，曾因事而被判入女童院。出院後，美鳳認識了一位男士，兩人不久便步入婚姻，孕育下一代。

病症引致精神錯亂

1983 年，美鳳突然出現神志混亂的情況，被送院接受治療，更曾一度被安排轉介至青山醫院。然而，檢查意外地發現她的中樞神經系統受紅斑狼瘡症影響，引起精神錯亂，而非精神狀況出了問題。

確診紅斑狼瘡症後，美鳳成為醫院的「常客」，1990 年初首次復發後，同年 9 月又因肺癆菌上腦引致腦積水，住院數個月，直至 1991 年才能出院。

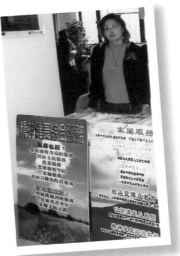

莫美鳳積極參加義務工作

丈夫變心　兒子誤入歧途

治療紅斑狼瘡症要服用俗稱「肥仔丸」的類固醇，令原本外貌清秀的美鳳，變得臃腫，丈夫亦因而變心。1990 年，美鳳知悉丈夫發生婚外情，但因不欲婚姻破裂，她只好抱着無奈的心情接受丈夫不忠的事實。住院期間，丈夫從未到醫院探望美鳳，在她出院後，丈夫更提出離婚，搬離家中。

當年紅斑狼瘡症纏身，美鳳要不停進出醫院，自顧不暇，無法好好照顧兩名兒子，令他們誤入歧途，亦是她人生中另一件憾事。美鳳現時獨居，兩名兒子始終沒有回家探望她。

差點兒闖進鬼門關

在 1992 年，紅斑狼瘡症又再為美鳳帶來「噩夢」。美鳳曾因紅斑狼瘡症襲擊關節而接受換骹手術，但手術後，她出現脫骹問題，要重新開刀安裝人工關節，令她的行動大受影響。

美鳳曾先後共脫骹九次，因而需要多次接受手術，單是雙腳已接受了16 次手術。她指，由於她對九種抗生素都產生敏感，容易招致金黃葡萄球菌感染，因此醫生每一次進行手術前，都要替她仔細檢查。其中一次，美鳳因細茵感染而引起嚴重併發症，差點闖進「鬼門關」。

紅斑狼瘡症對美鳳的打擊「一浪接一浪」，1992 年至 1993 年期間，美鳳因長期服用金雞納，令視力受到影響。停藥後，美鳳出現夜盲症，視力逐漸衰弱。美鳳稱，雙眼目前只剩餘約一成視力，連坐在她面前的筆者，她也無法看清，只看到「一個影」。

2000 年至 2001 年間，美鳳亦因聲帶出血及植皮等，前後進了醫院五次、接受了六次手術，並留院七個多月。她亦因聲帶問題，曾短暫失去說話能力。美鳳的腦部也曾接受手術，顱內裝有泵和喉管，令她失去部份記憶。當美鳳與筆者談起一些往事時，她表示總有些事情無法記起，但對所有可怕的住院經歷，她卻記憶猶新。

信仰使她重新得力

由於美鳳的視力逐漸變差，她參加了盲人組織，加入復康班，在家中學

習走路。一班來自院舍和盲人協會的同路人，也會打電話給她，予以支持和鼓勵，給她活下來的勇氣，接受明天的挑戰。

聽過美鳳的故事，你可能會問：如此坎坷的人生，美鳳是如何面對呢？美鳳説，幸好在 1992 年住院期間，她認識了基督教，開始參與教會活動，會友們經常探望她，給予她關懷、支持和安慰。正因為信仰，美鳳重新堅強地站起來，拒絕怨天尤人，以樂觀的心情面對一次又一次的挑戰。

訪問期間，美鳳一直撫摸着記錄昔日美好回憶的舊照片，説出了克服紅斑狼瘡症以外的另一個心願：「我希望拾回錯失的時光，小兒子能諒解我，重拾親情。」

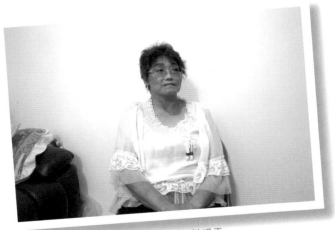

莫美鳳仍堅強面對明天

「愛」可克服所有困難
——專訪梁麗珍

時間的步伐走得很快,不知不覺間,梁麗珍與紅斑狼瘡症已「相處」超過廿五年了。當年,麗珍只有廿多歲,其女兒剛出生一年左右,紅斑狼瘡症便「找上門」。

在平凡的一天,麗珍暢泳完畢後,開始持續發燒,情況在半夜裏尤其嚴重,令她十分困擾。求診後,本以為自己不過是身體微恙的麗珍竟被告知,她可能患上了紅斑狼瘡症。

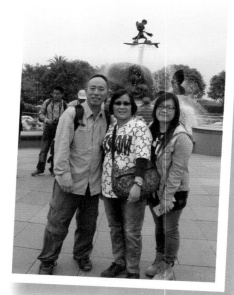

丈夫和女兒是麗珍(中)能捱過疾病的支柱

其後，醫生轉介麗珍至聖母醫院，接受一連串檢查，最後確診紅斑狼瘡症。一開始，麗珍對此症一無所知，以為是類似糖尿病般的疾病，只需長期服藥，卻沒想到它帶來的影響如此巨大。

因病無法照顧女兒

麗珍說：「我每天仍舊營營役役地工作，有時會出現晨僵的情況，不能起床，也試過雙手軟弱無力，扭不到毛巾。最令我難過的是，面對年幼的女兒，無法盡母親的責任，很多事情都要假手於人。」

由於藥物壓抑了麗珍的免疫系統，她後來不幸患上肺癆，住院長達三個月。其間她需要服用更高劑量的類固醇來穩定病情，為她日後的病情帶來深遠的影響。

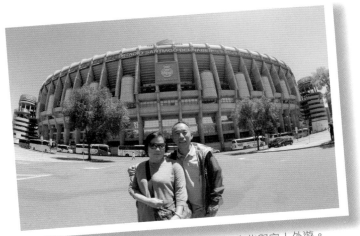

麗珍希望能趁自己還可以行動自如時，多些與家人外遊。

病者、醫護深情分享
「愛」可克服所有困難——專訪梁麗珍

住院期間，麗珍曾在病房裏嚴重嘔吐，之後更昏迷過去。她回想說：「雖然，當時我好像失去意識，但卻又感覺到身邊有人圍着我。就在迷迷糊糊的空間裏，感恩我可以蘇醒回來，因為我的女兒還很小，很需要我在身旁。」

家人的愛成支柱

出院後，麗珍索性辭掉工作，避免操勞過度，專心調理身體。她的丈夫一直不離不棄，除了在住院期間天天探望，之後更不斷看書及上網尋找有關紅斑狼瘡的資訊；家人則走遍各大廟宇為她祈福。各人法寶盡出，目的只有一個：就是希望麗珍可以平平安安，健康快樂。

1993 至 1994 年間，麗珍經常因腳痛而需要頻頻出入醫院，幾番檢查後，她終於找到痛症背後的原因——竟是骨枯，醫生推測是與服用類固醇有關。「當時我的情緒跌至谷低，心想我只服用類固醇不過數年，為何偏偏選中我？」

她坦言，確診骨枯的那段日子，是她人生中最難過、最刻骨銘心的日子。麗珍曾試過不同止痛方法，如針灸及物理治療等，但都沒太大幫助，「雖然很痛，但我真的很感謝家人的體諒及幫忙，因為我每天都不敢自己外出、家務又做不來，連個人衛生、沖涼也要依賴丈夫，照顧女兒的責任也落在奶奶身上。」

女兒是堅強的動力

得悉患上骨枯後，麗珍由聖母醫院被轉至廣華醫院，以便排期進行更換髖關節手術，「在等候期間，我不斷承受着骨枯帶來的疼痛，那種感覺，永世難忘。老實說，我曾經因為無法承受痛楚，想過從家中窗口一躍而下，不用再受苦。然而，每看到我當時還年幼的女兒，我便放棄了輕生念頭。她就是堅強下去的動力」。

1995 年是麗珍人生重要的一年，因為她於該年先後更換了右髖關節及左髖關節。手術後，麗珍入住戴麟趾夫人復康中心，休養三個多月，「雖然關節的期限只有約十年，但手術順利，我可再次活動，已感到十分感恩。」

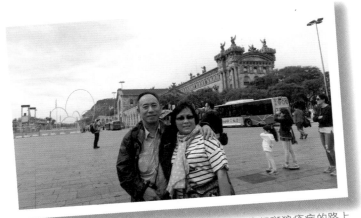

麗珍感激丈夫無微不至的關愛，才能讓她在對抗紅斑狼瘡症的路上能淚中有笑。

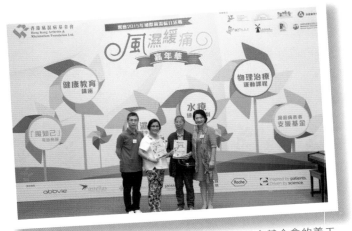

麗珍積極參與義務工作，圖為 2015 年香港風濕病基金會的義工
嘉許禮。

至 2000 年，併發症再次找上麗珍，這一次，出現問題的是腎臟。醫生
發現麗珍出現蛋白尿（3+），須抽取腎組織以作檢查。初期，醫生主
要處方口服藥物，但服用一年後仍未見好轉，於是醫生轉而為她注射抗
癌藥物。「那些抗癌針的副作用十分驚人，我變得很容易疲累，失去食
慾，一下子消瘦了許多，令家人十分擔心；而且，我不斷的掉髮，若
沒有戴上假髮，我根本不敢外出⋯⋯那可以算是我人生中的另一個低
潮。」

成為義工　助人自助

雖然經歷了那麼多，不過，眼前的麗珍臉上仍然掛着微笑。她說，病發
後，在醫院認識了醫院義工蓮姐，在對方的介紹下，加入了紅斑狼瘡症
病人自助組織樂晞會，認識了不少同路人，「我對蓮姐的一番話感受特

別深，她説：『開心又係咁過，唔開心又係咁過，點解唔開開心心咁過呢？』。」

因此，麗珍非常感謝一群曾探望及關心她的義工，「從他們身上我學習到如何正面、積極地抗病，如何強化意志力，令我和我的家人可以坦然面對紅斑狼瘡症」。

近年，麗珍的健康狀況變得穩定，「我決定趁我還可以走路時，多些陪伴家人，例如陪丈夫到郊外拍攝蝴蝶、與家人外遊觀光等，活在當下」。

同時，麗珍又學習太極及拉筋運動，希望盡量令自己更加強壯，免令家人及朋友操心。「我不單止要照顧好自己，我現在也會抽空到不同的機構做義工，透過分享自己患病的經歷予同路人，讓她們明白，路雖然不平坦，但只要有堅定的信念，一定能向前走，看到美麗的人生風景。」

說到最後，麗珍不忘感激丈夫，「很感謝丈夫對我無微不至的關愛，為我不斷付出，勞心又勞力，才能讓我在對抗紅斑狼瘡症的路上，淚中有笑。我愛你」。

病苦更顯親情可貴
——專訪黃雪穎

子女罹患惡疾，父母自然盡力求醫照料，不辭勞苦，箇中壓力難以言喻。但只有十四歲的病友黃雪穎，雖然身體飽受折騰，卻能反過來以心意和行動為母親減壓。病苦中，親情更顯珍貴。

皮膚突然出現紅點及腫脹

雪穎兩年前小六畢業，參加畢業營時曾在日光下暴曬，其後臉上出現紅點，後來全身水腫，日漸惡化，身體脹得像個圓球，皮膚嚴重潰爛。

初時以為是濕疹或皮膚敏感，醫治無效，又住醫院檢查，無果。由於姑姐也是紅斑狼瘡病人，提高了警覺；在姑姐協助下輾轉尋醫，最後確診紅斑狼瘡腸病，腸內蛋白流失，導致嚴重水腫。

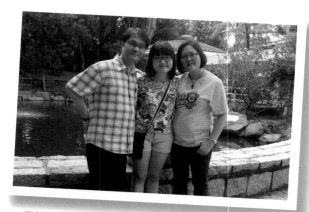

雪穎（中）現已病情穩定，愉快地和爸媽在一起。

與狼共舞
紅斑狼瘡症的護理與治療

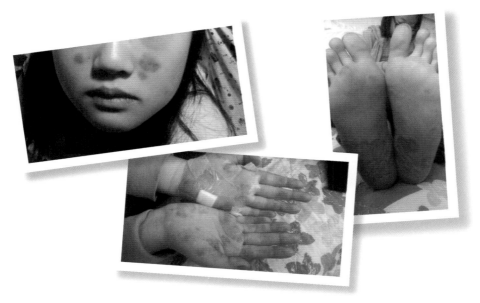

雪穎患病時，臉、手和腳均出現嚴重紅疹。

紅斑狼瘡症襲擊腸臟屬非常罕見情況，一般受襲的器官多為腎、腦、心、肺。因此，雪穎雙親在她發病至確診期間大半年，因醫生無從斷症而擔心不已。黃爸爸説：「（未確診前）醫生一直未下藥，因不知是甚麼病，只是觀察，但她的外貌（腫脹）已日見嚴重。當然我們很不想她確診紅斑狼瘡。」父母只想盡快確知病情，對症下藥。

年紀小小經歷了不少治病痛苦，例如飲下八樽水並注射麻醉藥，以便從肛門照腸鏡。此外，雪穎發病時正升中一，整整一個學期常請病假，不能集中學習。幸而，雪穎開朗積極，這一切沒有把她打倒。訪問過程中，圓圓的臉常帶笑容，口齒伶俐，處處感恩。

病者、醫護深情分享
病苦更顯親情可貴──專訪黃雪穎

樂觀面對　積極治療

「人生總有挫折，不幸的人不只我一個，有些人更不幸。我現在身體健全，已很好了⋯⋯升中學自然壓力大，但我是在派中學學位之後才發病，而且事前派得理想的學校，已算幸運。」

病情影響了學校生活，她並無不快。回到學校，同學不會因她病而遠離她，老師亦關心她。因病休學要追回學習進度，老師替她補課；她不膽怯，有不明白勇於向老師發問，所以成績不差。現在病情穩定後，因患紅斑狼瘡不能曬太陽，有時不能上體育課，但她笑着說：「不會不開心，因為我本身不太愛體育課，平時上樓梯會喘氣，又易出汗⋯⋯有次跑步考試，同學要在日照下的操場跑，很熱；而我可以在室內跑步機上跑，同學都羨慕我！」

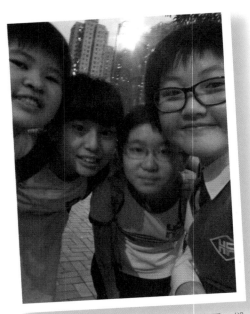

雪穎（右一）帶病上學，雖有紅疹和水腫，卻仍活潑開朗。

治療半年之後病情好轉，由每天吃八粒類固醇藥，減至現在隔日一粒。回顧艱難日子，亦是性情樂觀的爸爸表示擔心會無補於事，反而媽媽過程中愁苦無奈：「初時接受不了，感到很辛苦，但都只能無奈接受，專注怎樣照顧她。」

知道媽媽憂愁，雪穎反過來為媽媽減壓。例如住院時會着母親不須常來探她；現在按時獨自往醫院抽血監察病情，不須媽媽陪同，不想要上班的她時常請假；又努力學業，考得不俗成績，令母親放心，黃太深感欣慰。

應付一個長期病患，雪穎對將來作如此準備：「樂觀面對，珍惜自己，珍惜每一天，做好事，感染其他人。」她已有志願，將來首選當藥劑師，研究藥物幫助病人；不然希望當社工，為人解決困難；再其次是教師，向下一代傳承知識。

喜樂的心乃是良藥
——專訪李燕嫻

按下門鈴，出來迎接的李燕嫻（Yvonne）和母親歡容親善。在約兩句鐘的訪問中，Yvonne 不時發出爽朗開懷的笑聲，不能想像患了九年紅斑狼瘡的她，曾經歷多種驚心苦楚，因病引發的危疾至少也有五種。

發病初期　曾懷疑為愛滋病或血癌

三十八歲的 Yvonne 在 2006 年發病時高燒不退，全身關節紅腫疼痛嚴重，並呼吸困難和神志不清，一直求醫未果；其後轉介入瑪麗醫院，終確診為紅斑狼瘡，須住院三個月。在檢測是何種疾病期間，醫生曾懷疑過是否愛滋病或血癌，聽來頗為駭人。Yvonne 初時都很擔心，怕患了不治之症，但自小樂觀、積極、愛冒險和耐勞的她，輕鬆回憶說：「後來都習慣了！」

確診以後的五年，捱盡了各種病苦，身心飽受打擊。一年至少住院幾次，每次十天八天。曾經忍着劇痛抽骨髓、不能走路（年輕的她要坐輪椅及使用助行架）、缺乏胃口、消瘦至六、七十磅、噴鼻血、從床上跌落在地不能自行起來……紅斑狼瘡令她的免疫系統攻擊自己的多個身體

器官，引發過的危疾包括肺積水、肺炎、肝衰竭、脊椎炎和生蛇……

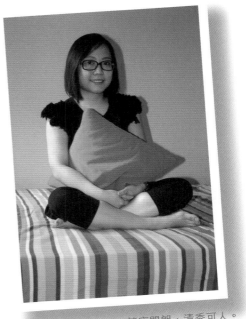

病情穩定後的 Yvonne 健康開朗，清秀可人。

病情反覆仍勇敢面對

再樂觀的人恐怕也難敵這折磨，而九年來只哭過兩次的 Yvonne 雖然堅強，但情緒亦有崩潰時候。有次住院太久而請假回家，初時醫生答應，但出院前一刻因病情反覆而醫生勸阻，Yvonne 頓時情緒失控，指責醫生出爾反爾，大吵大鬧，甚至揚言要控告醫生。後來幾番轉折終能回家，但醫護人員囑咐家人在家要收好利刀，以免 Yvonne 自殺。她回想時哈哈大笑：「我當然不會！」

醫療開支亦很惱人，治療脊椎炎的針藥就要七萬多元；治紅斑狼瘡引致生蛇注射生物製劑，一年逾九萬元；看中醫調理身體每月數千元。走過了艱難路，Yvonne 感恩說：「幸好家境可以負擔！」

面對嚴峻逆境，Yvonne 從未絕望放棄。她提及一位病友因病跳樓身亡，回應說：「跳樓更慘，我接受不到！」性格使然，她應付厄運硬朗、

淡然——帶病上班；患脊椎炎住院時，身體無力，卻堅持在能力範圍內不穿尿片，自己洗澡。

家人的愛至為重要

今天，病情已穩定了兩、三年，Yvonne 除了臉上有些紅點外，行動自如，氣息明朗，談笑風生。她多次笑說自己得力的秘訣是「罵人」！又指着陪伴訪問的母親和姐姐說：「就是罵她倆！」姐姐就笑着承認：「這樣才好，將負面情緒發洩出來；我們不是世仇，只是一種溝通方式……我妹妹好捱得，有病不會躲起來；又愛冒險，玩過笨豬跳和降落傘。」媽媽一直笑容可掬，提到照顧女兒的辛勞，只輕描淡寫，更說：「經過了就忘記了，沒甚麼（情緒問題），當時只集中精神照顧她，想想煲甚麼給她吃。」至此，筆者明白 Yvonne 的正面性格可能是家庭教化使然；同時，家人無私的愛和支持，極為關鍵。

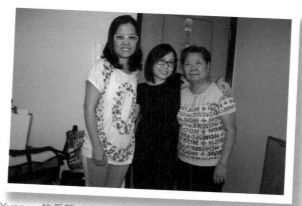

Yvonne 的母親（右一）和姐姐以無比的愛心照顧和支持她克服病患。

問及如何勉勵病友，Yvonne 説：「正如聖經説：『喜樂的心乃是良藥』。事情既然發生了，怨亦無用。我現在會多做運動，食得好。」她計劃今後多儲錢，以便在健康狀況良好的時候，多享受人生，多與母親去旅行；其次是可以積穀防饑，一旦發病也有能力選擇較好的治療。

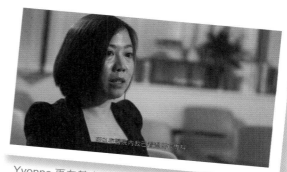

Yvonne 更在基金會最新的宣傳片中講述自己的經歷

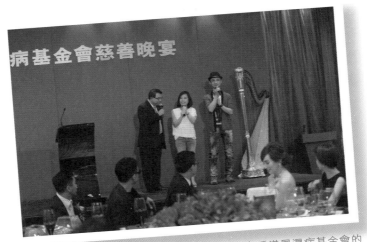

病情穩定後，Yvonne 積極參與義務工作，曾在香港風濕病基金會的慈善晚宴上講述自己的經歷。

病者、醫護深情分享
喜樂的心乃是良藥——專訪李燕嫻

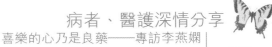

助人自助，走出困境

——專訪黃小雲

患上紅斑狼瘡症二十三年的黃小雲，曾因病而墮入人生低谷，甚至走上絕路，萌生自殺念頭；幸而，憑着信念和家人扶持，她走出低谷，反過來擔任義工，幫助其他病友。在這十年的義工生涯中，小雲在不同組織擔任過不同職

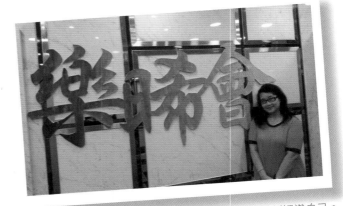

小雲在樂晞會擔任義工十多年，幫助別人，同時重新認識自己。

位，陪伴過許多同路人。回頭一想，小雲說：「看似我幫了別人，其實不如說他們幫助了我，讓我找到自己的定位，我真的很喜歡助人自助的黃小雲。」

年輕時患病　對病掉以輕心

小雲現年 55 歲，於 1992 年首次發病，當時的她只有 32 歲。有一天，她在工作期間突然暈倒，被送到醫院後，她持續微燒，留院七天後，最終確診患上紅斑狼瘡症，病情尚算早期。

當時，小雲的病情不算嚴重，仍能如常工作。明知紅斑狼瘡症患者不能飲酒，但她因工作關係而喝了酒，翌日便病發，病情自此急轉直下，之後便需要服用類固醇藥物來治療。

情緒低落　影響病情

類固醇藥物俗稱「肥仔藥」，其副作用會令人變胖。小雲在服用類固醇藥物兩年後，面龐變圓，身體也發福了，令小雲「收埋自己」一段長時間，不願見人，情緒極之低落。然而，小雲越是「收埋自己」，病情卻越來越差。

這段時間，小雲無法上班，沒有收入，連住所和信用卡也被銀行收回。病情最嚴重時，她曾考慮自殺。「幸好，當時我媽媽打電話找不到

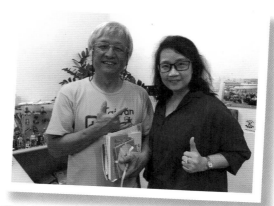

2016 年小雲代表基金會到台北交流，與電影《一首搖滾上月球》的潘爸會面，獲益良多。

病者、醫護深情分享

助人自助，走出困境——專訪黃小雲

我，很緊張，馬上過來看我，才不致釀成悲劇。」

「我一家共有三姊妹，家境不太好，母親含辛茹苦地把我們三姊妹養大。姊姊 11 歲便出來工作，29 歲時不幸早逝；妹妹則患有小兒麻痺症。我已是三姊妹中，最幸運、讀書最多的一個。」

與家人傾訴　重新面對人生

想到母親含辛茹苦養育自己，小雲反問自己：「我為何不可以堅持下去呢？家人是最親的，於是，過往很少向家人透露心聲的我，在一次機會下，與家人聚在一起，盡訴心中情。」這次的經驗，令小雲徹底地改變了她的人生觀，走出「自閉」、消極的困局，學習積極面對人生。

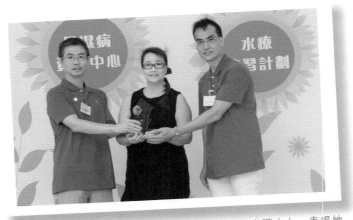

小雲在 2014 年獲選為香港風濕病基金會的「風中戰士」，表揚她積極參與義務工作，發揮助人自助精神。

與狼共舞
　　紅斑狼瘡症的護理與治療

擔任義工　充實自我

之後，小雲投身病人的義務工作，加入了支援紅斑狼瘡病友的病人自助組織「樂晞會」。小雲說：「我在樂晞會做了十年多義工，並且擔任執行委員，直至2013年才退下來。」

其間，小雲嘗試了許多新體驗，包括在迎新分享會上與家長們分享抗病心得、擔任活動主持，還參加穿珠、摺紙及太極扇等活動。通過這些體驗，小雲與其他會友通力合作，彼此分享，不但幫助他人，亦充實了自己的生活。

後來，小雲更加入了專為病人爭取權益的香港病人組織聯盟，成為該組織的秘書，至2015年7月才退下來，讓位予其他新人。

早前，小雲更獲香港風濕病基金會嘉許為「風中戰士」，作為其他風濕病病友的表率。未來，她期望花更多時間，為基金會做一些有意義的事；同時，她也想在自己的事業上，投放多點時間。

從小雲的故事，我們看到患者不一定是弱者，他們不但可戰勝疾病，還可以「過來人」的身份，透過參與義工工作幫助更多的同路人，做到真正的「助人自助」，發光發熱。

「病人結婚生子，比起母親，可能還要先得到醫生批准。」
——專訪風濕科專科黃基林醫生

八十年代後病癒的機會大增

黃基林醫生開門見山就說：「我對紅斑狼瘡症有一種偏見，是好的偏見。當然，紅斑狼瘡症的病人中，有些是好的，也有些是差的。以前，患上紅斑狼瘡症，死亡率較高，病人很快死亡，有時三個月就死去。但隨着醫學進步，經三代醫者的努力，1980 年後病癒的機會大增，當年的研究，五年的生存率是多過 90%，十年後也接近 90%。再加上各個部門的合作，現在的生存率就更好。」

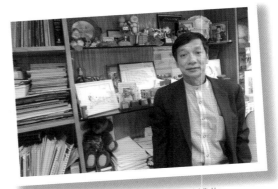

黃醫生背後是病人送給他的禮物

紅斑狼瘡症病人有兩個發病率高的年齡組群，第一個高峰通常出現在 15-25 歲間；第二個是在 50 歲或以上，但沒有前者那麼高。

與狼共舞
紅斑狼瘡症的護理與治療

與病人的關係亦醫亦友

紅斑狼瘡症是一種慢性病，治療的時間很長，甚至是終生的。「醫生照顧病人的時間可能是從她 15 歲開始，至她生命最後的一天，時間很長，因此彼此之間是醫生病人，同時亦醫亦友。醫生與病人家屬的關係也很緊密。」黃

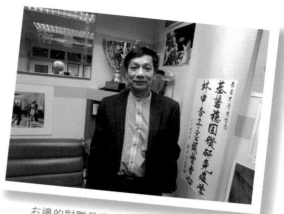

右邊的對聯是樂晞會送給黃醫生的禮物

基林醫生稱：「醫生對病人好像甚麼事情都要管。情況有如以前所說的少時從父母，出嫁從夫，老時從子。」

「最典型的一個個案是病人病發時只有 12 歲，我從此時開始去醫治她，後來見到她考高考、入大學。出來工作後，遇上心儀的對象、拍拖，未結婚之前要跟她做婚姻輔導，要問她是否有家庭計劃⋯⋯病人是否結婚生子，比起母親，可能還要先得到醫生批准。」

很明顯，黃醫生深受病人的愛戴，在他身後的書架上，放滿與病人的合照，如與病人的畢業合照，各種不同的禮物擺設。他指出：「以前在公立醫院工作時，因工作繁重，沒有時間，空間也受限制，跟病人的關係距離較遠。現在私人執業，時間較有彈性，跟病人的距離也較近，因此有需要時，可以專門約病人留一段時間來談話，例如做婚姻輔導。」

病者、醫護深情分享

「病人結婚生子，比起母親，可能還要先得到醫生批准。」——專訪風濕科專科黃基林醫生

病人在人生大事時很多時都會通知他。「我若有時間，都會盡量抽空去參加，然後用不同理由離開，免得主人家要招呼你。」黃醫生笑着説。

病人要聽話服藥　保持溝通

「我們對不同的病人、在不同的階段，會有不同的要求，整體的原則是：病人要聽話、服藥、保持溝通。」但黃醫生指稱：「我未見過一個聽話的病人。當病人情況穩定時，身邊就有些人會對她説，不要吃藥，吃藥會有副作用，於是病人就不吃藥，病情可能產生變化。這些人是真的為病人好嗎？」這種常見的情況令到醫生非常擔憂。

醫病也醫心

「最開心是很看到一些很難治理的病人得以治好。」這是黃醫生作為醫者的一個推動力。

「照顧病人時，要關心她、鼓勵她。」除了醫生外，朋輩有時也會起很大的作用。黃醫生説：「病人組織是一個很好的平台，病友之間可以傾訴。病人從同路人身上去看自己的問題，能夠將眼光放得遠一些。」所以黃基林醫生也支持病人自助組織的工作，出任紅斑狼瘡症病人自助組織樂晞會的顧問。

與狼共舞
紅斑狼瘡症的護理與治療

樂晞會曾送給他一副對聯：

基盤穩固鑽研免疫學　林中杏子盡顯醫者心

這副對聯掛在他醫務所當眼地方，黃醫生也珍藏着樂晞會每期出版的《樂晞園地》，他曾在這個園地上親自撰文，淺談醫生的喜怒哀樂。

總括而言，「醫生和病人的關係是一個相互依賴、互存的關係；不是單向的，而是雙向的。」

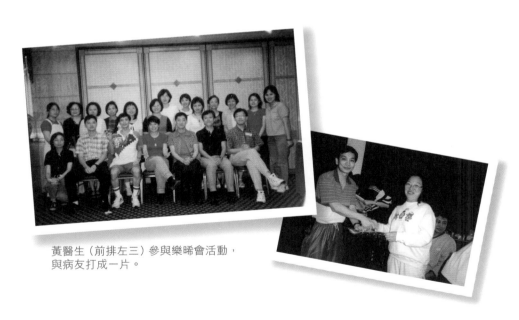

黃醫生（前排左三）參與樂晞會活動，
與病友打成一片。

病者、醫護深情分享

「病人結婚生子，比起母親，可能還要先得到醫生批准。」——專訪風濕科專科黃基林醫生

醫者父母心　一輩子工作
——專訪香港瑪麗醫院內科黃煥星醫生

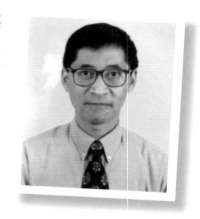

患有紅斑狼瘡的病人，很多時是需要一輩子接受治療和跟進，所以照顧這群病人的醫生可能要守護他們直至退休，再交給接班人去繼續這項工作，香港瑪麗醫院內科黃煥星醫生如此說。

黃醫生稱：「三四十年前，一般市民對紅斑狼瘡的認識並不像對高血壓或糖尿病一樣普遍，故此當患者被診斷患上這病時一般都不大接受，現在情況改善好多了。」

紅斑狼瘡不是一個受歡迎的名字

紅斑狼瘡從來不是一個受歡迎的名字，黃醫生稱：「人們對『狼』從來沒有好感，試想從來沒有任何兒童故事或童話，會將狼視為友善的動物，『瘡』更給人有傳染性的謬誤。有見及此，我們曾經嘗試改過這個病的名字，使患者不要有心理包袱，遺憾都未能成功。」

當然，除了擁有一個不受歡迎的病名，讓病人擔憂外，有些病人卻是

「不聽話」的。黃醫生接着説：「例如患上紅斑狼瘡的病人，不適合曬太陽，但有些病人偏要犯險；明知會容易疲倦，又將工作排得密密麻麻。至於吃藥方面，醫生吩咐有些藥要吃上六至八個星期才發揮作用，但是病人吃了兩個星期後覺得沒有效果，就自己決定不吃了。」

由於紅斑狼瘡是一個長期病患，跟進他們的醫生會看着他們經歷生命的不同階段，病人也很渴望他們的醫生可以分享他們的喜樂。黃醫生説：「例如有位病人，大學畢業時會邀請我參加她的畢業禮；

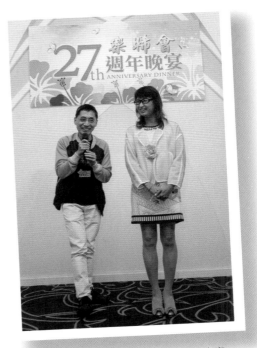

黃醫生出席樂晞會成立 27 週年的晚宴

另外有位病人開色士風演奏會，亦邀請我作為座上客。」

病人從頑疾康復　如同小朋友成長

看着病人慢慢從頑疾康復過來，就好像看着家中小朋友慢慢成長一樣，內心有着莫名的安慰！黃醫生説：「曾經有一位病人，她在 14 歲發病，腎炎引致全身腫脹，在病床上失去鬥志，甚至想尋死。幸好，病情其後受到控制，輟學一年後繼續學業，後來更考上大學，畢業後找到一

病者、醫護深情分享

醫者父母心　一輩子工作——專訪香港瑪麗醫院內科黃煥星醫生

份好工作，更遇到一位心儀對象結婚，甚至後來生了一子一女。」

病人對醫護人員的謝意往往會令我們感動，也成為我們工作的動力。黃醫生舉了一些感人例子說：「有一位男病人偶然知道我喜歡吃缽仔糕，有一次複診時，特別買了兩個熱騰騰的缽仔糕來，可惜因輪候時間要長達兩小時，到我見他時，缽仔糕已變形及變得冰冷，但他表示仍想送給我，以表達他的心意，而他更體貼的說我不需要把可能變質的缽仔糕吃下。」「又有一位病人，某次複診時，在袋中拿出一個紙風鈴和一張感謝卡。在卡內有一隻她摺的紙鶴，其餘她摺的999隻都在風鈴中，至今，這個不會發聲的風鈴還掛在我辦公室的天花板上。」黃醫生談到病人的種種時，嘴角不自覺泛起溫暖的微笑。

見到有些病人對所患的病，由開始時不能接受及想放棄，到後來完全接受，更積極和無私地參與自助組織的工作，醫護人員感覺像是打了一支強心針。黃醫生說：「醫生也應該要感謝他們所照顧的病人，因為從他們身上醫生可以引證醫學課本上的知識，更可以學習他們面對逆境的積極態度，這是醫學課本上不能學到的。」

與狼共舞
紅斑狼瘡症的護理與治療

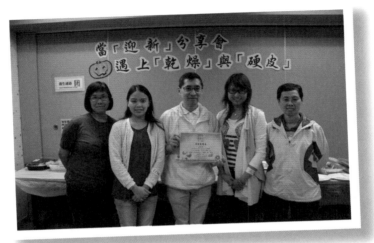

黃醫生在樂晞會的分享會上，為病友講解病症資訊。

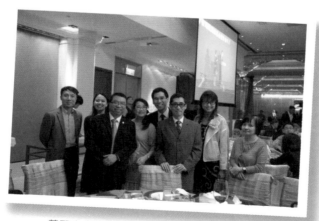

黃醫生出席香港風濕病基金會的慈善晚宴

病者、醫護深情分享

醫者父母心　一輩子工作——專訪香港瑪麗醫院內科黃煥星醫生

你對風濕病科專科護士
工作知多少？
——專訪資深護師郭雪琪護士

在風濕病人的治療路上，風濕病科護士可說是十分重要的一人。風濕病科資深護師郭雪琪姑娘是早期到英國修讀風濕科的護士之一，回港後服務瑪麗醫院風濕科，至今已有十多年。現時，她主要負責風濕科日間中心及專科護士門診的營運及管理，也參與本港風濕科護士培訓。

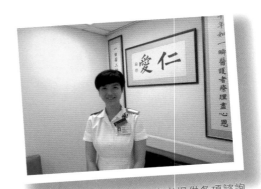

郭姑娘表示專科護士能為患者提供各項諮詢服務，藉此減低患者的憂慮。

多年來，郭姑娘接觸過許多紅斑狼瘡症患者，見證着她們從確診、發病初期、病情反覆，直至穩定下來，「在整個過程中，患者的生理到心理，均會經歷巨大變化，而風濕病科護士的角色，便是在旁給予支援及幫助」。

擔當患者及家屬的支柱

一般而言，風濕病科專科醫生會將紅斑狼瘡患者轉介到專科護士門診，進行各項諮詢服務，例如病情、藥物、個人護理及懷孕前諮詢。郭姑娘指出，在確診初期，大部份患者對許多事情感到特別憂慮，因此大多會進行一對一的諮詢服務，「我們亦會邀請家人參與，好讓家人給予更多生活、心靈上的支持。」

風濕病科護士會先了解患者的病情及心理狀況，然後會就他們的需要給予有關的資料及進行輔導。舉例來說，許多患者對藥物治療感到十分擔心，風濕病科護士會於門診向患者清楚講解用藥目的、可能發生的副作用等。護士更會定期監察患者有否因服用免疫系統抑制藥物而出現白血球偏低、肝腎功能受損等嚴重副作用。

密切監察　協助懷孕患者

除了治療，郭姑娘表示，紅斑狼瘡患者的日常個人護理亦極為重要，「我們希望患者懂得保護和照顧自己，有些患者希望懷孕，其實懷孕是可以的，但必須視乎患者當時病情的活躍程度，如被界定為活躍，便不建議懷孕，待病情穩定下來，便可再作嘗試」。

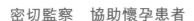

病者、醫護深情分享
你對風濕病科專科護士工作知多少？——專訪資深護師郭雪琪姑娘

如果患者成功懷孕，風濕病科護士會請醫生將她轉介到風濕病科專科醫生和婦產科專科醫生的「合併共診診所（combine clinic）」複診。郭姑娘表示，紅斑狼瘡症一般不會直接遺傳到下一代，但部份母親體內的抗體會影響嬰兒，風濕病科醫生便會與婦產科專科醫生溝通，密切監察。

風濕科諮詢專線解疑慮

郭姑娘表示，風濕病科護士亦明白，患者在生活當中還會遇到許多形形色色的問題，極需支援，所以護士一般會將風濕科的諮詢電話號碼告知患者，以便她們遇到問題時可以詢問，以免讓患者覺得失去支持、又或被離棄。

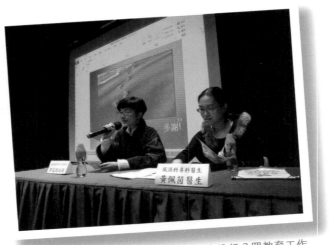

郭姑娘（左）積極協助香港風濕病基金會推行公眾教育工作

與狼共舞
紅斑狼瘡症的護理與治療

「病情與心情是互相影響的。」郭姑娘語重心長地說。她強調，雖然紅斑狼瘡症是無法治癒的，但透過治療，病情可以全面受控，令患者的生活重回正常軌道，因此，令他們了解診治方案、治療途中會遇到的困難等，便十分重要，因為只有對治療具有信心，他們才能輕鬆面對，堅持到底，不會輕言放棄。

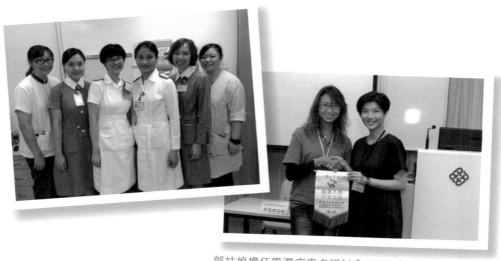

郭姑娘擔任風濕病患者研討會 2014「解構風濕全方位」的講者

希望患者接納病症，
重拾對生活的信心
——專訪香港復康會副經理陳啟盈社工

抗病路上，患者的勇氣、堅持固然重要，但家人、朋友及社會人士的關懷和支持，更能讓他們笑着面對前路。成立於1959年的香港復康會專門為殘疾人士、慢性病患者及長者提供各類適切而優質的服務，多年以來，已陪伴許多紅斑狼瘡症患者走過治療路上的高低起伏。

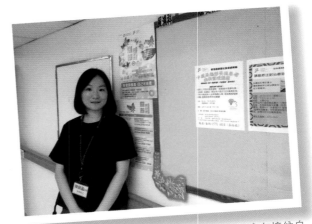

陳姑娘表示開設「自我管理課程」，希望幫助病友接納自己的病情。

主要負責風濕病友工作的香港復康會副經理、註冊社工陳啟盈姑娘表示，香港復康會有兩個部門，一是由她負責的復康服務部，主要是籌辦課程，為病友提供培訓；另一個部門是病友互助發展部，則主要支

援病友成立自助組織、舉辦聯誼活動及負責聯絡工作。陳姑娘補充，紅斑狼瘡症在風濕病中相對人數較少，所以本港的相關組織也較少。

自我管理課程

陳姑娘已有七年的復康工作服務經驗。她指出，紅斑狼瘡症患者以年輕女性為主，而且許多病友本身並不認識此病，因此香港復康會特別開辦風濕病及紅斑狼瘡症的「自我管理課程」，希望幫助病友接納自己的病情，以及透過不同方案紓緩關節痛及腎炎等症狀。

「值得一提的是，不少病友都正值人生黃金期，面對工作、家庭、婚姻等，都承受着巨大壓力，因此我們又特別加設輔導環節，以小組形式進行，指導病人管理情緒，減少焦慮。」

陳姑娘表示，「自我管理課程」中的內容主要分為三方面，着重令患者接納病症，重拾對生活的信心，「在疾病管理方面，一班身同感受的病友一起學習，他們之間可以分享經驗及資源；在情緒管理方面，病友在學習時，會覺得大家是同路人，接納程度相對會較高；在角色管理方面，病友能從課程中學習一些技巧，克服症狀對生活、工作帶來的不便，將生活重新拉回正軌」。

「病人」只是生活其中一個角色

「我們鼓勵長期病患者要疼惜自己，須知道『病人』只不過是生活中的其中一個角色，生命中仍有其他的角色，讓他們可以盡情發揮，不要被

疾病剝削，失去原有的東西及快樂的生活。」陳姑娘說。

陳姑娘續稱，在課程中，新舊病友可以互相討論，分享各自處理問題的方式，「即使不能百分百回復到患病前的狀態，病友之間互相支持，也可幫助他們減壓，減少焦慮，適應病後的新生活」。

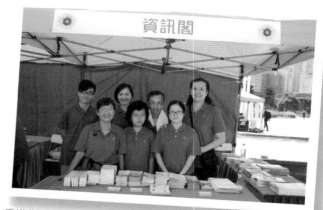

香港復康會每年也會協辦「風濕緩痛嘉年華」，陳姑娘（左三）在活動與義工一起解答公眾的查詢及派發資訊。

「我遇過一個患有紅斑狼瘡症的女士，當時她大約四、五十歲，是一位職業女性。當時她正處於事業高峰，發病不足一年。我初次見她時，她的身體狀況很差，有白血球問題，腎功能亦很差，甚至已不能上班，更令人擔憂的是，她完全無法接受自己患病的事實，對人生充滿怨懟。」

陳姑娘表示，當時他們及醫院邀請她參加「自我管理課程」，但她對此極為抗拒，幾經勸說才肯前來，與其他病友見面，更加入通訊軟件群組，「幾年來，在其他病友的支持及鼓勵下，她由不接受患病，到現在欣然接納，我們見證了她的變化，現在的她變得更開心、更有力量及勇氣，我們在旁陪伴，也感到十分欣慰」。

與狼共舞
紅斑狼瘡症的護理與治療

共享資源　病者受惠

至於一些有明顯情緒問題的病友，陳姑娘則表示，會把他們轉介到其他的單位，例如綜合家庭服務中心尋求協助，若病友出現情緒問題，或會需要個別輔導，以及需要朋友們的協助及支持。

另外，陳姑娘指，醫管局亦有轉介服務，醫生接見初診的病友時，會視乎他們的需要，再轉介至香港復康會協助跟進和輔導。

陳姑娘表示，雖然專門幫助紅斑狼瘡症患者的機構不多，但不少組織設有一些相關服務，「各個服務組織也有本身的任務及目標，但有些資源是可以共享的，令更多人受惠，例如香港風濕病基金會設有水療班，以物理治療紓緩病情，社工成為中間的橋樑，支援及轉介，讓病人能與其他機構成為夥伴」。

網站：
香港復康會（http://www.rehabsociety.org.hk/）
社會福利署綜合家庭服務中心
（http://www.swd.gov.hk/tc/index/site_aboutus/page_familyserc2/）

附錄

除了醫護人員外，社區上有很多不同的機構及組織，提供服務及援助風濕病患者，以下是這些機構的聯絡方法：

a) 香港風濕病基金會

「風知己」電話支援熱線：234 62 999

網頁：http://www.hkarf.org/

電郵：mail@hkarf.org

面書：https://www.facebook.com/hkarf.fanpage/

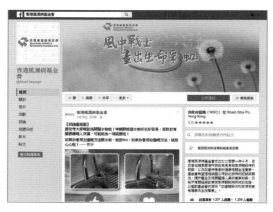

香港風濕病基金會面書專頁

與狼共舞
紅斑狼瘡症的護理與治療

b) 香港復康會社區復康網絡

康山中心　　　　電話：2549 7744

李鄭屋中心　　　電話：2361 2838

大興中心　　　　電話：2775 4414

太平中心　　　　電話：2639 9969

威爾斯中心　　　電話：2636 0666

橫頭磡中心　　　電話：2794 3010

網址：http://www.rehabsociety.org.hk/dccs/crn/zh-hant/

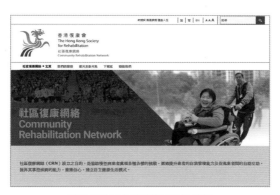

香港復康會社區復康網絡網站

c) 風濕科病人自助組織

樂晞會（系統性紅斑狼瘡症患者自助組織）

電話：8103 7018

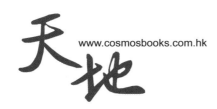

www.cosmosbooks.com.hk

書　　名	與狼共舞——紅斑狼瘡症的護理與治療	
編　　著	香港風濕病基金會	
協助機構	樂晞會	
責任編輯	王穎嫻	
美術編輯	郭志民	
出　　版	天地圖書有限公司	
	香港皇后大道東109-115號	
	智群商業中心15樓	
	電話：2528 3671　傳真：2865 2609	
	香港灣仔莊士敦道30號地庫 / 1樓（門市部）	
	電話：2865 0708　傳真：2861 1541	
印　　刷	亨泰印刷有限公司	
	柴灣利眾街德景工業大廈10字樓	
	電話：2896 3687　傳真：2558 1902	
發　　行	香港聯合書刊物流有限公司	
	香港新界大埔汀麗路36號中華商務印刷大廈3字樓	
	電話：2150 2100　傳真：2407 3062	
出版日期	2017年4月 / 初版 · 香港